Donja Stempfle

Vergiss den Tinnitus!

Donja Stempfle

Vergiss den Tinnitus!

Und Heilung gibt es doch

herbig

Alle Angaben in diesem Buch erfolgen nach bestem Wissen und Gewissen. Sorgfalt bei der Umsetzung ist indes dennoch geboten. Der Verlag und die Autorin übernehmen keinerlei Haftung für Personen-, Sach- oder Vermögensschäden, die aus der Anwendung der vorgestellten Materialien, Methoden oder Informationen entstehen könnten. Alle genannten Bezugsquellen und Produkte sind Beispiele, mit denen die Autorin gute Erfahrungen gemacht hat. Alle genannten Produkte und weitere Mittel mit gleichen oder ähnlichen Wirkstoffen sind auch bei anderen Anbietern erhältlich.
Sollte diese Publikation Links auf Webseiten Dritter enthalten, so übernimmt der Verlag für deren Inhalte keine Haftung, da wir uns diese nicht zu eigen machen, sondern lediglich auf deren Stand zum Zeitpunkt der Erstveröffentlichung verweisen.
Im Interesse einer besseren Lesbarkeit wird nicht ausdrücklich in geschlechtsspezifischen Personenbezeichnungen differenziert. Die gewählte männliche Form schließt eine adäquate weibliche Form gleichberechtigt ein.

Unser gesamtes Programm finden Sie unter **kosmos.de/herbig**

Gedruckt auf chlorfrei gebleichtem Papier

FSC www.fsc.org MIX Papier | Fördert gute Waldnutzung FSC® C014889

3. Auflage, 2020

ISBN 978-3-7766-2813-5

Umschlaggestaltung: STUDIO LZ, Stuttgart
Lektorat: Ulrike Burgi, Köln
Satz: DOPPELPUNKT, Stuttgart
Druck und Binden: Friedrich Pustet KG, Regensburg
Printed in Germany/Imprimé en Allemagne

Wenn Ihnen Ihr Arzt sagt, »Es gibt keine Aussicht auf Besserung für Ihren Tinnitus«, dann glauben Sie das auf keinen Fall!

INHALT

EIN WORT VORAB

Sie haben Tinnitus diagnostiziert bekommen und suchen nach einer Lösung?

Ihre Ärzte haben Ihnen gesagt, dass Tinnitus nicht heilbar ist?

Sie wollen ihn einfach nur loswerden, um Ihr Leben wieder »normal« leben zu können?

Bei mir selbst begann vor über zehn Jahren das Tinnitusleiden. Daraufhin ist das vorliegende Mutmachbuch aus all meinen Erfahrungen und der Gewissheit entstanden, dass ein Leben ohne Tinnitus möglich ist. Es wurde geschrieben, um einen Heilungsweg aufzuzeigen, den Sie als Betroffene/r allerdings aktiv mitgehen müssen.

Ihr Wille ist Ihr Weg, die Ruhe ist das Ziel.

Sie bekommen Werkzeuge an die Hand, um Ihr Leben mit Tinnitus zu verändern und zu verbessern. Ich zeige Ihnen, dass Tinnitus heilbar ist, auch wenn die Ärzte Gegenteiliges behaupten.

Ich habe es für Sie geschrieben, um Ihnen zu sagen, dass Sie nicht alleine sind mit Ihrem Leiden. Um Ihnen die Hoffnung zu geben, dass es möglich ist, sich von diesem schrecklichen Martyrium zu befreien. Und um allen Tinnitusleidenden mitzuteilen, »Gebt nicht auf, es gibt Heilung, auch für euch«, egal, in welchem Stadium oder Stärkegrad Ihr Tinnitus sich gerade befindet.

Dieses Buch ist ein Erfahrungsbericht, der Ihnen einen Weg aufzeigt, wie Sie wieder gesund werden können, wenn Sie bereit sind, an sich zu arbeiten. Vor allem aber ist es ein Mutmachbuch, ein Ratgeber, ein Begleiter und Freund.

Mein Tinnitus beherrscht mein Leben nicht mehr. Das können Sie auch schaffen, Sie müssen nur den ersten Schritt tun: Fangen Sie an!

Vorwort von Dr. med. Margarete Madler, Allgemeinmedizinerin

»Das Ganze ist mehr als die Summe der einzelnen Teile«, so beschrieb schon Aristoteles den superadditiven Effekt, der körperliche und seelische Heilprozesse auf den Weg bringt und »Heil werden« fördert.

Donja Stempfle leistet mit der Beschreibung ihres Leidensweges und ihren gewonnenen Erkenntnissen einen wichtigen Beitrag zum besseren Verständnis der Diagnose »Tinnitus«.

Für mich als ärztliche Begleiterin auf dem Weg der Bewältigung von Leiden und Entwicklung von Heilungsansätzen ist die spezifische Sicht aus der Perspektive der Patienten überaus wichtig. Donja Stempfle erläutert die unterschiedlichsten Therapieansätze vom schulmedizinischen Vorgehen bis hin zu alternativen Behandlungsmethoden.

Dieses Tinnitus-Mutmachbuch ist eine sehr wertvolle, aktivierende Hilfe für Tinnitusbetroffene – und nicht nur für diese. Alle Patienten mit chronischen Erkrankungen können viel von den hier vorgetragenen Erkenntnissen profitieren. Auch nur Interessierte an alternativen Heilansätzen erfahren viel aus diesem Buch.

Durch die Ohrakupunktur nach Nogier und Bahr werden Störfelder wie Narben, Wirbelsäulen- oder Gelenkblockaden sowie Zahnherde aufgedeckt und behandelt. Der Ausgleich von Yin- und Yang-Funktion der Meridiane durch Anwendung der chinesischen Akupunktur lässt die Lebensenergie wieder fließen. Die Homöopathie stärkt die Lebenskraft auch durch Beseitigung der miasmatischen Belastungen und unterstützt die Selbstregulation wieder hin zu einem ausgeglichenen Körper. Letztlich dienen diese regulativen Verfahren dem kybernetischen Fließgleichgewicht und fördern dadurch unsere aktivierenden Selbstheilungskräfte.

Die Kombination mehrerer alternativer Verfahren war bei Frau Stempfle sehr sinnvoll, sie halfen der Patientin, ihre Krankheitstheorie zu ändern und sich für neue Konzepte und Strategien zu öffnen.

Ich wünsche Donja Stempfle, dass sie mit ihrem informativen Buch vielen Menschen Hilfestellung geben kann, und ich wünsche den Leserinnen und Lesern alles Gute für Ihre Gesundheit.

DIAGNOSE TINNITUS

Mein Name ist Donja, ich habe seit über zehn Jahren Tinnitus. Sie lesen hier meine Geschichte, ich erzähle Ihnen, was bei mir zur Heilung von dem Leiden Tinnitus beigetragen hat. Es gibt so viele Bücher und Internetseiten über Tinnitus, so viele Menschen haben Informationen über dieses Leiden zusammengetragen. Ich bin auch einer von ihnen, mit dem Unterschied, dass Sie nicht nur theoretisches Wissen vorgelegt bekommen, sondern meine praktischen Schritte erfahren. Ich erzähle Ihnen von meinem Weg, der mich ans Ziel gebracht hat – und vielleicht ist dieser Weg auch der Ihre. Ich habe über die Jahre sehr viel ausprobiert. Ich will Ihnen vor allem sagen, Sie sind einer oder eine von vielen, und wir sind sehr viele! Sie stehen vielleicht noch am Anfang und leiden erst seit Kurzem unter dem (den) Geräusch(en) in Ihrem Kopf, oder aber Sie sind schon länger auf der Suche. Sie haben die Verantwortung angenommen und angefangen zu recherchieren und suchen nach Heilung und einem Ausweg aus der Krankheit. Das ist gut!

Ich kann Ihnen nicht versprechen, dass Ihr Tinnitus für immer verschwindet, aber ich verspreche Ihnen: Sie können die Symptome erheblich reduzieren und das Geräusch verändern, leiser stellen oder vielleicht sogar ganz abstellen. In jedem Fall können Sie Ihre Situation erheblich verbessern und sich aus der Rolle des passiv Leidenden durch Ihre aktive Mitarbeit befreien. Lassen Sie sich von niemandem einreden, dass Sie Ihren aktuellen Zustand akzeptieren müssen! Und glauben Sie auf keinen Fall daran, dass man chronischen Tinnitus nicht heilen kann. Ich bin der beste Beweis dafür, dass es möglich ist!

Am Anfang steht der erste Schritt. Diesen Schritt haben Sie schon getan, Sie haben dieses Buch gekauft und suchen nach einer Lösung. Sehr gut, das ist der Start.

Auf den Weg machen

Es gibt viele unterschiedliche Heilungsansätze bei Tinnitus. Wichtig ist erst einmal, dass Sie aktiv werden und nicht im Martyrium verharren. Ich bin sicher, dass Ihnen meine Geschichte helfen wird, Sie finden eventuell Parallelen und erfahren neue Lösungsstrategien. Sollte auch nur ein entscheidender Hinweis oder Tipp dabei sein, dann hat sich dieses Buch für Sie schon gelohnt.

Ich habe früher nie verstanden, dass andere Menschen ihren Tinnitus akzeptieren oder sich sogar mit ihm anfreunden konnten. Für mich war er immer mein Feind, den ich bekämpfen und loswerden wollte, um jeden Preis. Ich hatte mir versprochen, nicht aufzugeben, bevor mein Ziel erreicht sein würde. Heute, nach all der Zeit, begreife ich den Tinnitus als meine Aufgabe. Mir blieb nichts anderes übrig, als mich auf den Weg zu machen, der Tinnitus war zu übermächtig. Er hat mein Leben bedroht und mir fast alle Freude daran genommen.

Es war eine lange Reise, und sie war nicht einfach, aber ich bin jeden Tag ein Stückchen weitergekommen auf meinem Weg. Auch Sie müssen Ihren eigenen Weg finden und gehen!

Heute ist mein Tinnitus so gut wie verschwunden, tagsüber höre ich ihn gar nicht mehr, nur noch manchmal nachts beim Einschlafen, aber sehr selten. Meist ist es still in meinem Kopf, ja, ich kann wirklich behaupten, dass wieder Ruhe eingekehrt ist. Sollte das Geräusch kurz zurückkommen, weiß ich, mit welchen Techniken ich es wieder leise stellen und wie ich »weghören« kann. Ich habe keine Angst mehr davor, ich kann es kontrollieren.

Den Ton leiser zu stellen, das können Sie auch lernen! Beim »Weghören« vergisst man irgendwann im besten Fall das »Hinhören«, und plötzlich ist es still im Kopf. Anfangs sind es nur kurze Sequenzen, und man wundert sich, wo das Geräusch geblieben ist. Nun hört man angestrengt wieder hin, um zu prüfen, ob es nicht doch noch da ist. Und klar, natürlich ist es nicht weg, »das kann ja gar nicht sein«, ist der Gedanke dazu. Mit der Zeit werden die Zeitspannen länger und das Geräusch verändert sich. Je mehr Sie an sich und Ihrem Tinnitus arbeiten, umso schneller machen Sie Fortschritte, umso öfter vergessen Sie das Hinhören!

Aber das ist nur einer der möglichen Bausteine. Ein Baustein aus dem Mosaik Ihres Tinnitus, das es zusammenzusetzen gilt. Es sind viele Schritte wichtig und nötig, um zu Therapieerfolgen bis hin zur vollständigen »Ruhe im Kopf« zu gelangen. Ich kann Ihnen nur raten: Richten Sie Ihr Leben auf den Tinnitus aus, nehmen Sie ihn als Ihre momentane Lebensaufgabe an. Beginnen Sie damit herauszufinden, was für Sie persönlich das Wichtigste ist. Es kommen auch wieder bessere Zeiten, und dann werden wieder andere Ziele wichtiger sein. Den Tinnitus anzunehmen ist schon der erste Etappensieg über die Erkrankung. Ich habe sehr lange für diese Erkenntnis gebraucht und bin buchstäblich jahrelang vor meinen Geräuschen im Kopf davongelaufen.

Meine eigene Geschichte

Angefangen hat alles ganz harmlos. Irgendwann bemerkte ich nachts, wenn ich mich auf die Seite zum Schlafen legte, ein leises Pochen. Wenn ich mich dann auf die andere Seite drehte, war es wieder weg.

So ging das eine ganze Zeit lang, und ich handelte wie immer, ich dachte: »Das vergeht schon wieder.« Dass sich aus diesem Geräusch ein Tinnitus entwickeln könnte, der mich fast wahnsinnig gemacht machen würde, hätte ich NIE vermutet. Wenn ich nur die leiseste Idee gehabt hätte, wie sehr mich das permanente Klopfen und Pochen noch quälen würde, wäre ich mit wehenden Fahnen zum nächsten Arzt gelaufen und hätte mir Hilfe gesucht.

So gingen ein paar Wochen ins Land. Irgendwann drehte ich mich nachts beim Einschlafen wieder um und wartete, dass das

Geräusch verschwinden würde, aber es verschwand nicht mehr. Es wurde lauter und lauter. Es klopfte und pochte, und ich konnte nicht mehr einschlafen. Tagsüber begann es am Ohr zu pulsieren und aus dem Klopfen wurde ein elektrisierender Ton, als ob Metallfedern auf und ab hüpfen. Ich stellte mich vor den Spiegel und dachte: »Das klopft und pulsiert so heftig, mein Ohr bewegt sich mit, das muss doch sichtbar sein.« Endlich ging ich zum Arzt ...

Zu dieser Zeit lebte ich in Spanien und betrieb dort ein Hotel. Natürlich hatte ich viel Stress, und natürlich hatte ich wenig Zeit. Das war auch einer der Gründe, warum ich mit einem Arztbesuch so lange gewartet hatte.

Außerdem vertraute ich der spanischen Medizinversorgung kaum. Man muss ewig auf einen Termin warten, und es gibt keine freie Arztwahl. Kassenärztliche Praxen wie in Deutschland gibt es in Spanien nicht. Dort geht man zur Behandlung in ein Krankenhaus oder in ein ambulantes Ärztezentrum. Auf Ibiza, wo ich gelebt habe, musste man eine Nummer ziehen und sich stundenlang gedulden, bis man an der Reihe war. Ausgiebige Beratungsgespräche und Untersuchungen gab es nicht, sondern es wurde sozusagen nach »schnellen Lösungen« gesucht. Ein italienischer Freund von mir hat das mal so umschrieben: »Man bekommt sein Rezept und kann zum Sterben nach Hause gehen.« Daher war die Motivation, ein solches Ärztezentrum aufzusuchen, sehr gering und immer nur im absoluten Notfall geboten.

Erste Behandlungen

Der mich behandelnde Hals-Nasen-Ohren-Arzt sagte mir, das Geräusch käme von meinen Verspannungen und ich solle Dehnübungen im Nacken und Schulterbereich machen. Er gab mir ein Rezept für Tabletten und entließ mich mit dem Spruch: »Das geht schon wieder weg.« Wie sehr er sich täuschen sollte!

Nachdem mir die Tabletten nicht halfen, ging ich zu meinem dortigen deutschen, privaten Hausarzt. Ihn suchte ich immer nur auf, wenn ich es besonders eilig hatte. Eben während der Saison oder wenn mir die Medikamente, die mir die spanischen Ärzte verordnet hatten, nicht halfen. Da eine Untersuchung immer gleich 100 € kostete und auch die verordneten Medikamente dann privat zu bezahlen waren, habe ich zuerst immer die spanische Variante gewählt oder bin eben erst gar nicht zum Arzt gegangen. Nun aber brauchte ich wirklich Hilfe. Der Privatarzt sagte mir, dass man »akut« mit Infusionen nichts mehr erreichen könne, da schon zu viel Zeit verstrichen sei. Er empfahl mir Akupunktur. Ich sollte mir den Atlas (1. Halswirbel) einrichten lassen. Ich tat beides. Da die Saisonarbeit auf Ibiza extrem anstrengend ist und man im Prinzip sechs Monate durchgehend arbeitet, ist jeder am Ende der Saison erschöpft, die Ruhe fehlt.

An der Intensität der Geräusche in meinem Kopf änderte sich kurzfristig nichts. Dennoch: Die Akupunktur tat mir gut und half mir, mich zu entspannen. Heute weiß ich, dass ich zu früh aufgegeben habe. Akupunktur hilft wunderbar, aber es braucht seine Zeit, und ich war noch nicht so weit, um das zu verstehen.

Von »Atlas einrichten« hatte ich noch nie gehört. Im Internet fand ich eine Praxis in der Nähe. Der Atlas ist als erster Halswirbel dem Schädel am nächsten und trägt sozusagen den ganzen Kopf. Der Name stammt vom Titanen Atlas aus der griechischen Mythologie, der die gesamte Last des Himmels auf seinen Schultern trägt. Welch ein großartiges Synonym! Auch ich hatte immer das Gefühl, dass eine schwere Last auf meinen Schultern lag und dass der Kopf zu schwer war für meinen Nacken. Durch einige Autounfälle in jungen Jahren mit Schleudertraumata hatte ich permanente Schmerzen und Verspannungen im Bereich der Schultern und des Nackens zurückbehalten und begab mich deswegen gerne in Behandlung.

Die Prozedur des Einrichtens selbst war nur kurz schmerzhaft. Ich spürte, wie mein linkes Ohr plötzlich ganz heiß wurde. Jetzt ist alles wieder gut, war mein erster Gedanke. Das war es leider nicht, aber immerhin hatte ich seit dem Einrichten weniger Kopfschmerzen, der Ton hatte sich verändert: Das zunächst metallische Geräusch hatte sich in ein dumpf klopfendes verwandelt, als ob jemand mit zwei großen, weichen Klöppeln auf eine Trommel schlägt. Das Pochen war nun leichter zu ertragen, aber immer noch viel zu laut!

In der Zwischenzeit war ich nach Deutschland zurückgekommen und hatte einen Sohn zur Welt gebracht. Nun suchte ich also in Deutschland Ärzte auf – eine jahrelange Odyssee begann.

Mein Hausarzt schickte mich zum HNO-Arzt, Neurologen, Kardiologen, Angiologen und mehrfach zum MRT. Ich fühlte mich nun in Deutschland gut aufgehoben und ärztlich versorgt. Dennoch blieben alle Untersuchungen ohne Befund. Glücklicherweise – oder auch nicht, denn ich hätte so gerne eine Diagnose gehabt, etwas, woran ich festmachen konnte, was meinen Tinnitus ausgelöst hatte.

Das viele Babygeschrei und der permanente Schlafmangel brachten mich schließlich ans Ende meiner Kräfte. Ich ertrug keine lauten Geräusche mehr, aber auch keine Stille. Vor allem keine Stille. Ich konnte nicht einschlafen, und wenn ich endlich schlief, weckte mich mein Baby. Es dauerte dann endlos lange, bis ich wieder einschlief, und dann hatte mein Baby wieder Hunger ... So schlief ich eigentlich kaum noch und wurde immer gereizter.

Der Ärztemarathon beginnt

Das Geräusch in meinem Ohr dauerte an. Manchmal, wenn es so übermächtig war, dass mir davon übel wurde, rettete ich mich nach draußen. Bei einer Spritztour mit dem Auto wurde es nach kurzer Zeit leiser und trat in den Hintergrund. Im Haus wäre ich verrückt geworden. Einfach raus und laufen, durch die Straßen oder durch den nächsten Wald, das war mein Impuls. Wenn das nicht möglich war, bin ich unter die Dusche gegangen. Unter der Dusche konnte ich das Klopfen nicht hören, ich hörte nur das Wasser und spürte, wie es meinen Körper hinablief. Doch ich fürchtete mich schon vor dem Moment, wenn ich das Wasser abstellen musste. Wenn gar nichts half, nahm ich eine Schmerztablette. Obwohl die Tablette an der Intensität der Geräusche nicht viel änderte, löste das Medikament doch etwas Positives aus, ich fühlte mich kurzfristig besser.

Dennoch: Ich blieb gehetzt und unruhig. Es war mir nicht möglich, mich irgendwo in Ruhe hinzusetzen oder zu entspannen. Ich versuchte, mich durch vielerlei Aktivitäten abzulenken.

Immer wieder ging ich zu meinem Hausarzt und flehte ihn förmlich an, mir zu helfen. Ich begriff langsam, dass sein Wissen über Tinnitus sehr eingeschränkt war. Er sagte mir, er könne mir nun nicht mehr helfen. Er hätte mich ausgiebig untersuchen lassen, dabei wurde kein Auslöser für den Tinnitus gefunden, nun solle ich anfangen, mich an ein Leben mit Tinnitus zu gewöhnen! Das schien mir absolut unerträglich. Ich fühlte mich alleingelassen und unverstanden. Wie sollte es nun weitergehen?

Das Leben kam mir mit dieser Belastung nicht mehr lebenswert vor. Wir alle wissen, dass Tinnitusbetroffene auch über Suizid nachdenken. Ich hätte in diesem Moment alles darum gegeben, mich von der Last des Tinnitus zu befreien. Ich hätte in jede OP eingewilligt oder mein ganzes Erspartes dafür hergegeben, wenn mir nur jemand geholfen hätte. Ich war am Boden zerstört, doch gleichzeitig bekam ich eine unbändige Wut, weil mich mein Hausarzt aufgegeben hatte und niemand dieses laute Klopfen in meinem Kopf hören konnte.

Ab diesem Zeitpunkt wurde mir klar, dass ich auf mich alleine gestellt war. Im Internet fand ich eine private, ambulante Tinnitusklinik in Prien am Chiemsee, die ich kontaktierte.

Telefonisch erfuhr ich, dass ich vor Vereinbarung eines Termins von dem Leiter der Klinik zurückgerufen werden würde, um in einem ersten Gespräch einige Fragen zu klären. Man sagte mir, dass eine Konsultation einige Hundert Euro kosten könne, je nach Aufwand, und dass meine Krankenkasse davon nichts übernehmen würde.

Dr. Golenhofen rief mich umgehend an und erklärte mir nach einer ersten Einschätzung, dass er mir sehr wohl helfen könne. Mein Leidensdruck war übermächtig, ich entschied mich, hinzufahren. Eine sehr gründliche Untersuchung folgte. Dr. Golenhofen war der erste Arzt, der auch den Kieferbereich mit einbezog. Ich hatte zum ersten Mal das Gefühl, bei einem Arzt zu sein, der genau wusste, welche Beschwerden ich hatte, und der mir Hoffnung auf Besserung gab.

Ich verließ die Praxis mit einer Liste an Diagnosen, einem Therapieplan und der Aussage, dass sich mein Tinnitus in 3–6 Monaten komplett verabschieden sollte, wenn ich mich an die Empfehlungen hielte. Was soll ich sagen, ich war euphorisch! Zum ersten Mal wurde mir gesagt, es gäbe Aussicht auf Heilung. Natürlich begann ich sofort damit, die Empfehlungen aus der Tinnitusklinik umzusetzen.

Das ist ein ganz wichtiger Punkt für Ihren eigenen Weg: Suchen Sie nach Ärzten, die sich interessieren, neue Ideen haben und vor allem: Sie nicht aufgeben. Sind Sie bei einem Arzt, der Ihnen sagt, dass Sie mit Ihrem Tinnitus von nun an leben müssen, da es keine Aussicht auf Besserung gibt, sind Sie dort falsch!

Erste Etappe: Beim Zahnarzt

Eine der Erkenntnisse, die ich aus dieser Praxis mitnahm, war, dass Tinnitus auch mit dem Kiefergelenk zusammenhängen kann.

Sollte eine Diagnose wie z. B. falscher Biss, CMD (Craniomandibuläre Dysfunktion) o. Ä., noch vor Abschluss einer Zahnzusatzversicherung in einer Ihrer Krankenakten bei einem behandelnden Arzt dokumentiert sein, haben Sie später keinerlei Aussicht auf Übernahme von Kosten, oder Sie werden als Neukunde direkt abgelehnt. Und sollten Sie falsche Angaben bei Abschluss der Versicherung machen, wird auch das ans Tageslicht kommen.

TIPP

Schließen Sie eine Zahnzusatzversicherung ab, solange Sie noch keinerlei Diagnosen erhalten haben, die den Kieferbereich betreffen.
Die Behandlungen sind äußerst kostenintensiv und aufwendig, da ist eine im Vorfeld abgeschlossene Versicherung hilfreich und spart Ihnen viel Geld.

In meinem Fall hat die Versicherung fast ein Jahr lang gesucht und am Ende schließlich etwas gefunden, was gegen die Übernahme der Kosten sprach. Mir wurde, unter Einbehaltung meiner gesamten bereits einbezahlten Beiträge, fristlos gekündigt.

So vergingen Monate. Nachdem ich den Kampf mit der Zahnzusatzversicherung verloren hatte, versuchte ich wieder auf kassenärztlicher Basis mein Glück. Es musste ja irgendwie weitergehen. Ich wollte keinesfalls aufgeben – der Gegenwind allerdings war enorm.

Ich war bei einem Zahnarzt, der mir sagte, dass das Budget im Dezember schon überstrapaziert sei und ich nächstes Jahr wiederkommen solle (Knirscherschiene für die Nacht). Der Nächste sagte mir, dass eine Zahnwurzelresektion keine kassenärztliche Leistung sei und ich das privat aus eigener Tasche bezahlen solle (eine Falschaussage!). So bewegte ich mich fort.

Die Rezepte für manuelle Therapie (Verspannungen im Halswirbelsäulenbereich) wurden vom Hausarzt irgendwann nur noch ungern ausgestellt, ich solle mich an den Orthopäden wenden. Dieser sagte, da bei mir der Kiefer mit betroffen sei, solle ich mir das Rezept vom Zahnarzt geben lassen. Der Zahnarzt sagte, das sei nicht seine Aufgabe, ich solle zum Orthopäden gehen ... ein Albtraum.

Ich schien mich im Kreis zu drehen und gleichzeitig gegen Wände zu laufen. Wie Sie schmerzlich wissen, können Tinnitusbetroffene oft nicht mehr richtig denken bzw. sich nicht gut konzentrieren. Ich war an einem Punkt, wo ich nur noch das Geräusch übertönen und mir einen Masker verschreiben lassen wollte. Das ist ein kleines Gerät, das man wie ein Hörgerät im Ohr trägt, es erzeugt gleichmäßiges Rauschen. Das Rauschen überdeckt das Tinnitusgeräusch und wird von den meisten Betroffenen als angenehm empfunden. Ich dachte, wenn ich nur das Klopfen nicht mehr hören würde, dann wäre mir schon sehr geholfen.

Zweite Etappe: Beim HNO-Arzt

So suchte ich nach einem HNO-Arzt, der Erfahrung mit Tinnitus hatte. Ich fand einen Arzt im Zentrum von München. Zunächst durchlief ich auch in dieser Praxis das übliche Prozedere: Untersuchung des Gehörgangs, Hörtest usw. Nachdem auch er keine Besonderheiten bei seinen Untersuchungen und der Durchsicht meiner mitgebrachten Unterlagen fand, sagte er, dass er mir das Gerät gern verschreiben würde, doch ich solle vorher noch etwas anderes ausprobieren. Er empfahl mir ein ambulantes Tinnitus Retraining in der Klinik Dr. Gärtner in Bogenhausen.

Das Training nennt sich »BE.THS Intensivwoche«, was »Behandlungseinheit für Tinnitus, Hörstörungen und Sinnestherapien« bedeutet. Sehr skeptisch ließ ich mich darauf ein. Das Programm war für eine Woche ausgelegt.

Als ich dann schließlich Wochen später in der Vorstellungsrunde saß, nahm ich die auffallende Stille um mich herum wahr. Ich war sehr aufgeregt, mein Ohr klopfte wild. In den folgenden Tagen erfuhr ich viel über meine Erkrankung, deren Behandlung, lernte neue Ärzte und Therapeuten kennen. Es gab Einzel- und Gruppenangebote, für einige Anwendungen konnte man sich auch gesondert entscheiden. So gab es im Gruppenangebot kognitive Verhaltenstherapie, Heileurythmie (ganzheitliche Bewegungstherapie), Physiotherapie (z. B. Haltungsschulung), musikunterstützte Tiefenentspannung und tinnituszentrierte Musiktherapie mit Gehörtraining, progressive Muskelentspannung und die Erlernung von Stressbewältigungsstrategien. In Einzelsitzungen gab es Klangtherapie (Ton-Transfer-Therapie) und homöopathische Injektionen zur Durchblutungsförderung, Mikrozirkulation und lymphatische Ableitung.

Das Ziel dieser Woche war, den Tinnitus zu akzeptieren, die Achtsamkeit zu stärken und durch Entspannungstechniken und Stressbewältigung eine Verschlechterung des momentanen Zustandes zu verhindern. Hätte ich das vorher gewusst, wäre ich sicher nicht hingegangen. Ich wollte nicht, dass mir jemand sagt, ich solle meinen Tinnitus annehmen. Ich wollte Wege finden, wie man ihn abstellen kann. Vollständig, gleich und jetzt und für immer!

Fazit der Intensivwoche: An meinem Tinnitus hatte sich nichts geändert, an der Einstellung dazu auch nicht. Dennoch hatte ich viel über den Tinnitus gelernt und neue Therapeuten und Ärzte kennengelernt. Auch fühlte es sich gut an, mich mit so vielen anderen Betroffenen auszutauschen.

Dritte Etappe: Wieder beim Zahnarzt

In die Klinik kam auch eine Zahnärztin, die über den Zusammenhang zwischen Tinnitus und Kiefergelenk referierte. Ich begab mich nach der Therapiewoche zu ihr in Behandlung mit folgendem Beschwerdebild: nächtliches Zähneknirschen, freiliegende Zahnhälse, vereinzelte abgeschliffene Zähne und das Knacken der Kiefergelenke. Die Diagnose von ihr lautete: CMD (Craniomandibuläre Dysfunktion). CMD beschreibt ein Missverhältnis zwischen dem Schädel (Cranium) und dem Unterkiefer (Mandibula).

Die Zahnärztin schaute sich meinen kompletten Körperbau an und stellte fest, dass die Schulterachse schief war, d. h. eine Schulter höher stand als die andere. In diesem Bereich hatte ich tatsächlich seit Jahren Beschwerden mit Verspannungen und oft massive Kopfschmerzen. Mir wurde nach eingehender Untersuchung und diversen Röntgenaufnahmen versprochen, dass mein Tinnitus mit dem Ende einer Zahnschienentherapie in sechs Wochen der Geschichte angehören würde. Ich fragte nach: »Können Sie mir das wirklich in die Hand versprechen, in sechs Wochen?« Sie bestätigte dies. Bei mir sei das wie ein Sechser im Lotto, ich könne mich darauf verlassen. Vielleicht war auch das Tinnitus Retraining mit ein Auslöser, dass ich plötzlich bereit war, 3.600 € für eine Zahnschiene auszugeben. Ich überwies das Geld und bekam eine sogenannte DROS®-Schiene. Jede Woche musste ich nun in die Praxis, dann wurde die Schiene neu angepasst und eingeschliffen. Die ersten Wochen waren schmerzhaft. Ich trug die Schiene meistens nur nachts, manchmal aber auch tagsüber einige Stunden, je nachdem, was ich mit der Ärztin für die kommende Woche vereinbart hatte. Meine Kaumuskulatur im Gesicht rebellierte, es dauerte einige Zeit, bis ich mich an die DROS®-Schiene gewöhnt hatte. Ich hatte regelrechten Muskelkater im Gesicht. Die Schmerzen vergingen mit der Zeit, und der Tinnitus wurde leiser, ich begann, meine Schiene zu lieben. Keine Nacht vergaß ich sie anzulegen, und konnte ich sie mal nicht gleich finden, beschlich mich die leise Panik: 3.600 € sind verschwunden!

Jedoch: Nach sechs Wochen war der Tinnitus zwar besser, aber nicht weg. Natürlich sprach ich die Ärztin darauf an, wiederholte ihren Wortlaut und ihr Versprechen, dass mein Tinnitus nach sechs Wochen geheilt sein würde. Das Ergebnis: Sie konnte sich an das Gespräch nicht mehr erinnern und wiegelte ab. So hätte sie das bestimmt nicht gesagt und versprochen schon gar nicht usw. Ich war fassungslos. Am meisten enttäuschten mich die offensichtlichen Lügen und die falschen Versprechungen der Zahnärztin. Ein derartiges Heilungsversprechen abzugeben ist unseriös, aber es nach Nichteintreffen der Heilung zu leugnen, ist schlicht Betrug am Patienten!

Ein neuer Versuch

Diese Ärztin wollte ich nicht mehr konsultieren, aber wie sollte es jetzt weitergehen?

Eigentlich war nach der Schienentherapie eine »Zahnaufpolsterung« geplant gewesen, sozusagen eine Erhöhung des Gebisses. Beim Kauen wirken Kräfte im Bereich von 30 Newton (ca. 300 kg), die maximale Kaukraft liegt aber noch weit höher. Das bedeutet, dass alles, was man sich durch das Tragen der Schiene erarbeitet hat, beim Kauen wieder verfällt. Dem galt es also zu begegnen. Die DROS®-Schiene hatte gut geholfen, ich war offensichtlich auf dem richtigen Weg.

Ich wusste, dass die geplante Zahnbehandlung sehr aufwendig sein würde und ich mich wieder auf die Suche nach einem neuen Zahnarzt machen musste. Ich suchte bei meinen Rechnungen nach dem Dentallabor, bei dem die DROS®-Schiene hergestellt worden war, und telefonierte mit Herrn Weiss von der GZFA GmbH (Gesellschaft für Zahngesundheit, Funktion und Ästhetik). Er teilte mir mit, dass das Labor mittlerweile die Zusammenarbeit mit dieser Ärztin eingestellt hatte. Ich bekam eine Adresse in München Schwabing. Dr. Ohling sollte der neue Zahnarzt meines Vertrauens werden.

Dr. Ohling versprach mir nichts, aber er machte mir Mut. Es ist ein riesiger Schritt, den Biss zu korrigieren und zu erhöhen, da auch gesunde Zähne mit eingeschliffen werden müssen. Um den Biss nachhaltig zu stabilisieren, müssen in manchen Fällen nur einige Zähne korrigiert und angeschliffen werden, bei mir war jedoch eine Komplettkorrektur (bis auf vier Zähne unten im Frontbereich) notwendig. Herr Weiss begleitete mich in dieser Zeit sehr fürsorglich, er hat nichts versprochen, aber mir immer wieder die Hoffnung gegeben, dass es noch Aussicht auf Besserung gebe.

Mein Tinnitus war über die Jahre von absolut unerträglich zu sehr erträglich oder gut kompensiert, wie man in der Fachsprache sagt, mutiert. Das hatte ich der Schiene zu verdanken, aber auch meiner veränderten Lebensweise, wie Sie später noch erfahren werden.

Der Kostenvoranschlag für die Zahnbehandlung übertraf all meine Befürchtungen. Meine Zahnzusatzversicherung hatte mir ja mittlerweile fristlos gekündigt, und so starrte ich also auf das Papier und las 30.000 €. In Worten: dreißigtausend Euro.

Ich hatte mittlerweile ca. 5.000 € insgesamt für meine Erkrankung ausgegeben. Das allein war schon sehr viel Geld. Aber 30.000 € sind eine ganz andere Summe. Ich schwankte hin und her, den einen Tag war ich überzeugt, dass die Zahnbehandlung für mich das einzig Wahre sei, am nächsten Tag setzten sich meine Zweifel durch.

Eines war klar: Einige meiner Zähne hatten Defekte, undichte Füllungen oder Kronen, die erneuert werden mussten. Ich hatte diese Reparaturen vor mir hergeschoben, da sonst die DROS-Schiene immer wieder neu hätte ausgerichtet werden müssen. Außerdem war ja sowieso eine Komplettsanierung meiner Zähne geplant, allerdings im Zusammenhang mit meiner Zahnzusatzversicherung. Nun also musste ich mich entscheiden. Irgendwann sagte ich dann Ja. Es war meine letzte Chance. Ich hätte nicht mit dem Gedanken leben können, dass ich vielleicht beschwerdefrei sein könnte und nur noch unter Tinnitus leide, weil ich das Geld lieber für andere Dinge ausgeben wollte. Ich habe mit vielen Menschen darüber gesprochen, manche bestätigten mein Vorhaben, andere sagten, ich solle mir noch andere Meinungen einholen.

Ich wollte aber nicht weitersuchen. Ich wusste, mit Dr. Ohling hatte ich einen kompetenten Partner gefunden, zu dem ich Vertrauen hatte. Nach kurzer Verhandlung mit der Praxis und dem Dentallabor kam man mir freundlicherweise mit einem Betrag von immerhin 3.500 € entgegen. Gottlob hatte ich den Mut und den Willen, über die Kosten zu sprechen.

> **TIPP**
> Viele Ärzte und Behandler sind bereit, Ihnen preislich entgegenzukommen. Wenn Sie etwas wirklich wollen, verhandeln Sie!

Unter anderem waren drei große Termine mit jeweils vier Stunden auf dem Zahnarztstuhl geplant. Ich hatte Panik! Wie sollte ich das aushalten, und was, wenn mir die neuen Zähne nicht gefallen würden? Ich wusste, ich würde nie wieder so aussehen wie vorher. Wie ginge es weiter, wenn alles umsonst wäre und der Tinnitus nicht besser, am Ende gar noch schlimmer werden würde?

Los geht's

Ich berief mich auf einen meiner Lieblingssprüche, der zu meinem Lebensmotto geworden war:

»Angst führt zum Scheitern, Furchtlosigkeit führt zum Erfolg.«

Dieser Spruch begleitet mich seit vielen Jahren. Immer wenn ich zögerlich bin, denke ich an diesen Spruch, er gibt mir jedes Mal Kraft und Mut.

Ich nahm mir Musik auf, damit ich wenigstens nicht stundenlang diese Bohrgeräusche ertragen musste. Als auf dem Zahnarztstuhl Stunde um Stunde verging, habe ich fest mit mir vereinbart, dass alles gut werden würde. Es musste einfach alles gut werden, etwas anderes kam für mich nicht infrage.

Das Ergebnis war glücklicherweise sehr gut. Niemandem fiel auf, dass ich neue Zähne hatte. Dr. Ohling hatte Form und Farbe ganz natürlich gewählt. Ich bekam plötzlich Komplimente, dass ich frischer und jünger aussehen würde. Die Zähne fühlten sich dennoch merkwürdig fremd in meinem Mund an, manchmal verhakte ich mich noch beim Essen. Und NEIN: Der Tinnitus war nicht komplett weg.

Nach wochenlanger Eingewöhnungsphase konnte ich sagen, der Tinnitus war wieder ein bisschen besser geworden. Mein Orthopäde bestätigte mir, dass ich den Kopf nun weiter zur Seite drehen konnte und der Radius sich somit verbessert hatte. Das war mir schon beim Autofahren aufgefallen, ich konnte den Kopf beim Einparken viel besser drehen. Aber der Tinnitus war noch da, leise, aber vorhanden. Natürlich hatte ich bei dem Aufwand und den Kosten erwartet, dass ich beschwerdefrei sein würde. Es war also wieder nur ein Etappensieg, aber ich war frohen Mutes. Mit diesem Ergebnis konnte ich nun locker leben.

Ich verstand, dass ich nach all den Mühen noch immer nicht am Ziel angekommen war. Ich musste noch das muskuläre Problem mit meinen Verspannungen lösen. Eine kieferorthopädische Spange in jungen Jahren und mehrere Autounfälle waren wohl als Mitauslöser für den Tinnitus verantwortlich.

Wenn ich Privatpatientin gewesen wäre oder wenn die Finanzen keine Rolle gespielt hätten, wäre ich bei Dr. Golenhofen in der Tinnitusklinik in Behandlung geblieben. Er war von Anfang an auf der richtigen Spur. So habe ich jahrelang versucht, andere, günstigere Wege zu finden und habe am Ende doch alles aus eigener Tasche bezahlt. Letztendlich ist das Geld (wenn man es hat oder aufbringen kann) auch nur Mittel zum Zweck.

Frau Dr. Madler kam, wie alles, zum rechten Zeitpunkt in mein Leben. Ich las in einer Zeitschrift über die guten Erfolge bei Schmerzen mit Implantatakupunktur und fand über die herstellende Firma ihre Praxis für Naturheilverfahren und Schmerztherapie in Weßling.

Frau Dr. Madler erzählte mir, dass sie selbst schon einmal in ihrem Leben vorübergehend an Tinnitus erkrankt war. Sie wusste also sehr genau, wovon sie sprach, und sie wusste um meine Schmerzpunkte am Ohr, im Nacken und am Kiefer.

Bei einem ausführlichen Erstgespräch schilderte sie anhand von Grafiken, welche Faktoren bei mir Auslöser für den Tinnitus gewesen sein könnten. Und neu war, dass sich zum ersten Mal nach all den Jahren ein Arzt für mein Blut in Bezug auf den Tinnitus interessierte und ein besonders ausführliches Blutbild erstellt wurde. Mir wurde veranschaulicht, dass das Gewebe so durchlässig sein müsse wie das klare Eiweiß in einem Ei. Wenn aber die Blutzusammensetzung nicht entsprechend sei, z.B. das Blut zu langsam fließt oder bestimmte Nährstoffe fehlen, dann wird das Gewebe fester, so wie Gelee. In diesem Zustand kommen die Wirkstoffe nicht mehr durch. »Ihr Körper muss wieder anfangen zu schwingen«, sagte sie. Und in der Tat, das traf den Nagel auf den Kopf. Genau genommen fühlte ich mich seit Jahren festgefahren und starr. Sie verordnete mir zu Beginn eine Infusionstherapie mit Vitamin C, Folsäure und B-Vitaminen und erklärte mir, dass Erfolge ihre Zeit brauchen würden.

Endlich: Erste Erfolge

Ich verließ die Praxis mit dem Gefühl, eine echte Heilerin gefunden zu haben. Und dann wurde mir noch etwas mitgegeben, ein Fragebogen mit 74 Fragen. Der Fragebogen erforschte praktisch meine gesamte aktuelle Lebenssituation und zudem die der Vergangenheit. Selbstverständlich wurden alle Erkrankungen aufgenommen, aber auch alle Eigenheiten und Vorlieben, die Geist und Seele betreffen. So viel Zeit für die Anamnese hatte sich noch kein Arzt genommen. Ich war – und bin immer noch – begeistert. Alle Empfehlungen, die Frau Dr. Madler mir gegeben hat, habe ich in dieses Buch eingearbeitet. Regelmäßig besuche ich ihre Sprechstunde, bekomme Akupunktur und immer wieder gute Ratschläge für eine gesündere Lebensweise. Mein Tinnitus war schon in den ersten Wochen nach Beginn der Behandlung verschwunden. Erst war es mir gar nicht aufgefallen, ich musste angestrengt hinhören, um festzustellen, dass da nichts mehr war. Kein Pochen, kein Klopfen, nur Ruhe und vielleicht ein ganz leises Rauschen. Wie wunderbar, ich war und bin am Ziel. Nicht nur, dass ich endlich sagen kann: »Mein Tinnitus ist weg«, ich fühle mich durch die Nahrungsumstellung, Darmsanierung und Einnahme von Vitaminen und Ergänzungsmitteln so vital und frisch wie seit Jahren nicht mehr.

Vorläufiges Fazit

Es wird derzeit in alle Richtungen geforscht, und neue Apparatemedizin, Wirkstoffe und sogar Implantate werden geprüft. Immer wieder gibt es neue Test- und Diagnoseverfahren. Die Mediziner sind sich sicher, irgendwann den Durchbruch zu schaffen und die Heilmedizin für Tinnitus zu finden. Bis es so weit ist und »die Pille« gefunden wird, ist es an uns, unsere Situation zu verbessern und uns selbst zu heilen.

Ich habe in den letzten Jahren einige Infoabende von Kliniken und HNO-Praxen besucht. Der Tenor ist: Für Tinnitus gibt es derzeit keine Heilmittel, außer zu lernen, sein Gehirn zu kontrollieren und »wegzuhören«. Dies ist meiner Meinung nach nur zum Teil richtig. Natürlich kann man mit der Kontrolle des Gehirns und Gehörs sehr viel erreichen, wie auch in meinen Tinnitustipps und in den Übungen beschrieben. ABER: Dass wir Tinnitus bekommen haben, hat einen Grund bzw. Auslöser, und ihn nur zu ignorieren, lässt das Geräusch nicht plötzlich, wie von Zauberhand, verschwinden. Keiner, der das Martyrium des Tinnitus nicht selbst erlebt hat, kann sich vorstellen, wie grausam ein Leben mit diesen Geräuschen ist und wie sehr man davon gefangen sein kann. Lapidar zu verlangen, »Vergessen Sie Ihren Tinnitus doch einfach«, ist mindestens genauso schlimm wie die Aussage, die wir immer wieder von den Ärzten hören: »Arrangieren Sie sich mit Ihrem Tinnitus, damit müssen Sie jetzt einfach leben.« Ich kann es nur immer wieder betonen, Sie selbst müssen die besten Voraussetzungen für Ihre Heilung schaffen. Stellen Sie sich auf Ihren Tinnitus ein und leben Sie gesund, ruhig und optimistisch, und testen Sie im Ausschlussverfahren, was für Ihren Tinnitus der richtige Heilungsweg ist. Es wird seine Zeit dauern, bis der Körper seine Selbstheilungskräfte wieder aktiviert und sich selbst reguliert. Es hat Jahre gedauert, bis Ihr Körper Ihren Tinnitus »angestellt« hat. Nun braucht er die richtigen Heilansätze, immer und immer wieder. Es genügt meist nicht, eine Sache nur ein einziges Mal auszuprobieren.

Wenn sich z. B. eine Behandlungsmethode wie die Osteopathie gut für Sie anfühlt, müssen Sie mehrmals hingehen, um eine dauerhafte Veränderung herbeizuführen. Bleiben Sie stets positiv, mit dem guten Gefühl, dass Sie auf dem richtigen Weg sind. Es kann nur besser werden!

Ganz klar: Was passiert, wenn man sich sagt »Das nützt doch alles nichts«? Richtig! Es wird nicht besser werden, sondern immer nur schlechter. Aber: Glauben Sie an sich, an die Heilung, an das Gute! Seien Sie zuversichtlich und gehen Sie Ihren Weg – jetzt!

Auch die Prominenz hat(te) Tinnitus

Ludwig van Beethoven (1770–1827) hatte Tinnitus und wurde mit 28 Jahren schwerhörig. Die letzten Jahre seines Lebens war er komplett taub. Beethoven hatte Suizidgedanken. Nur »seine Musik« hielt ihn am Leben. In seinem Heiligenstädter Testament schrieb er: »Sobald ich tot bin, so bittet meinen Arzt J. Adam Schmidt, dass er meine Krankheit beschreibe, damit wenigstens so viel als möglich die Welt nach meinem Tode mit mir versöhnt werde.« Er schrieb weiterhin: »Ich bringe mein Leben elend zu. Meine Ohren die sausen und brausen Tag und Nacht fort. Wie ein Verbannter muss ich leben.«

Reformator Martin Luther (1483–1546) glaubte, dass seine Ohrgeräusche die Stimmen des Teufels seien. Maler Vincent van Gogh (1853–1890) soll sich im Alter von 35 Jahren das rechte Ohr abgeschnitten haben, weil er an Morbus Menière (eine Erkrankung des Innenohrs mit Schwindelanfällen, Tinnitussymptomen und Hörverlust) litt.

Der böhmische Komponist Bedřich Smetana (1824–1884) beschrieb seinen Tinnitus so: »Die größte Qual bereitet mir das fast ununterbrochene Getöse im Inneren, das mir im Kopf braust und sich bisweilen zu einem stürmischen Gerassel steigert. Dieses Dröhnen durchdringt ein Gekreisch von Stimmen, das mit einem falschen Zischen beginnt und bis zu einem furchtbaren Gekreisch ansteigt, als ob Furien und alle bösen Geister auf mich losfahren würden.«

Auch viele Menschen, die wir aus Film und Fernsehen kennen, sind Leidensgenossen:

Barbara Streisand ist bereits als Kind erkrankt, sie sagt, sie habe Tinnitus, solange sie denken könne. Cher, Ozzy Osbourne und auch Heino leiden, wie viele Musiker, an Tinnitus, da sie, bedingt durch ihren Beruf, einem erhöhten Schallpegel (Musiker-Schwerhörigkeit) ausgesetzt sind. Phil Collins hat starken Tinnitus und ist auf dem linken Ohr fast taub. Der Drummer von Tokio Hotel, Gustaf Schäfer, ist seit seinem 18. Lebensjahr betroffen. Eric Clapton, Sting, Bono und Bob Dylan haben Tinnitus. William Shatner (Captain Kirk von Raumschiff Enterprise) und Robert Redford leiden durch Dreharbeiten an Tinnitus. Der Star-Talkmaster David Letterman, Keanu Reeves und auch Sylvester Stallone leben damit. Halle Berry und Christoph Waltz leben mit einer Hörminderung, und auch Stardesigner Wolfgang Joop trägt ein Hörgerät.

Die Expräsidenten Ronald Reagan und Bill Clinton waren bzw. sind von Tinnitus und Schwerhörigkeit betroffen, und auch unser deutscher Ex-Bundespräsident Horst Köhler hat mit Hörverlust zu kämpfen. Es tut gut zu wissen, dass Menschen aus dem öffentlichen Leben betroffen sind, damit ungezwungen umgehen und ihr Hör-Handicap publik machen.

»Niemand glaubt mir, wie viel Qual der Schwindel und das Klingeln und Sausen der Ohren verursacht. Ich wage nicht, eine Stunde ununterbrochen zu lesen, auch nicht etwas klar zu durchdenken oder zu betrachten; sogleich ist nämlich das Klingeln da und ich sinke der Länge nach hin.«

MARTIN LUTHER, THEOLOGE, 1483–1546

BASISWISSEN

An sich ist Tinnitus keine Erkrankung im eigentlichen Sinne, sondern ein Anzeichen einer grundlegenden Störung. Es muss also der Grund der Störung gefunden werden, um dem Tinnitus entgegenzuwirken. Mehr als 200 Auslöser sind bekannt, die Tinnitus verursachen können. Dies kann die buchstäbliche Suche im Heuhaufen bedeuten. Tinnitus und die Funktionsweise des Hörens zu verstehen, ist kompliziert und (für die meisten unter uns) eine nicht besonders spannende Angelegenheit. Nachfolgend nenne ich Ihnen mögliche Ursachen sowie Unterscheidungen von Tinnitus, und Sie bekommen ein Basiswissen an die Hand.

Mögliche Ursachen

Laut einer aktuellen Forsa-Studie leiden derzeit nahezu 15 % aller Deutschen an Ohrgeräuschen. Bei älteren Menschen ist der Prozentsatz noch höher. Häufig beginnt ein Tinnitus zwischen 40 und 50 Jahren, er kann aber in jedem Alter vorkommen. Fast 40 % der Menschen hatten schon einmal in ihrer Vergangenheit vorübergehend einen Tinnitus. Frauen und Männer haben eine etwa gleich hohe Rate an Betroffenen, die Anzahl der Tinnituserkrankten steigt permanent. Das Hören ist ein technisch hochkomplizierter Vorgang mit unglaublichen Täuschungsmöglichkeiten. Das Gehör besitzt im Vergleich zu allen anderen Sinnesorganen die absolut höchste Empfindlichkeit.

Hören bedeutet vor allem Schallsignale aufzunehmen und im Gehirn zu verarbeiten. Mehrere Millionen Einheiten Schalldruck kann das Ohr ertragen. Wie es um Ihre Ohren genau bestellt ist, wird ein HNO-Arzt feststellen und dabei meist folgendermaßen vorgehen:

1. Anamnese: Ausführliche Erhebung der Krankengeschichte, Seitenlokalisation der Geräusche und Angaben zur Entstehung und Verlauf des Tinnitus.
2. HNO-ärztlicher Status: Ohrmikroskopie und endoskopische Untersuchung des Nasen- und Rachenraums, Tubenfunktionsprüfung.
3. Hörtest: Tonschwellenaudiogramm zur Überprüfung des Hörvermögens und Ausschluss einer Hörstörung.
4. Tinnitusbestimmung: Anhand von vorgegebenen Tönen wird die Frequenz des Tinnitus versucht einzuordnen, sofern möglich.
5. Otoakustische Emissionen: Überprüfung der äußeren Haarzellen der Hörschnecke.
6. Hirnstammaudiometrie (BERA): Überprüfung der zentralen Hörbahn und der Hörnerven. Bei Auffälligkeiten weitere Bildgebung durch z. B. Kernspintomografie des Schädels.
7. Elektronystagmografie (ENG): Überprüfung der Gleichgewichtsfunktion bei Schwindel.

Anschließend stehen weitere Fachärztekonsultationen zur Abklärung der Ursachen an: Internist, Neurologe, Orthopäde, Zahnarzt, Kieferorthopäde usw.

Mögliche Tinnitusfrequenzen

- Hohe Töne eher bei Erkrankungen des Innenohrs
- Tiefe Töne eher bei Erkrankungen des Mittelohrs
- Unbestimmte Töne eher bei zentralnervösen Erkrankungen
- Pulssynchron (z. B. klopfend) bei Gefäßveränderungen.

Objektiver und subjektiver Tinnitus

Tinnitus wird in zwei Arten klassifiziert. Kann die Diagnose gestellt werden, dass Ihr Tinnitus von einer tatsächlichen Schallquelle im Körper ausgeht, dann spricht man von einem objektiven Tinnitus.
Objektiver Tinnitus bedeutet, dass Vibrationen im Kopf stattfinden, es kann hierbei sogar möglich sein, dass auch Dritte die Geräusche hören können. Diese Form ist allerdings sehr selten und macht insgesamt nur 1 % der gesicherten Diagnosen aus.

Mögliche Ursachen des objektiven Tinnitus

- Tumore im Mittelohr
- Hämangiome (Blutschwämme)
- Gefäßmissbildungen, Strömungsgeräusche von Blutgefäßen oder bei Bluthochdruck
- Gaumensegelnystagmus, durch Störungen im Gehirn verursachtes Hin- und Herflattern des Gaumens
- Organschäden, z. B. Tubenfunktionsstörungen, eine Störung der Verbindungsröhre zwischen Mittelohr und Rachen (Tuba auditiva, Eustachische Röhre) führt aufgrund der strömenden Luft zu Geräuschen
- Veränderung im Blutstrom der Halsvenen
- Krampf eines kleinen Muskels im Mittelohr, dem Musculus tensor tympani, sodass die Zuckungen zu knackenden Geräuschen führen.

Betroffene leiden zu 99 % allerdings unter einem sogenannten subjektiven Tinnitus. Diese Form entsteht nach Erkenntnissen der Neuroforschung nicht im Ohr selbst, sondern wird durch abnormale Aktivitäten von Nervenzellen im Gehirn ausgelöst. Das bedeutet, dass die Geräusche nur vom Patienten selbst wahrgenommen werden.

Mögliche Ursachen des subjektiven Tinnitus

- Hörsturz
- Altersschwerhörigkeit
- Schalltrauma (Lärmtrauma, Knalltrauma, Explosionstrauma)
- Fremdkörper im Gehörgang
- Virale und bakterielle Infekte
- Akustikusneurinom (gutartiger Hirntumor)
- Morbus Menière (Erkrankung des Innenohrs, mit Anfällen von Schwindel, Hörverlust und Phantomgeräuschen)
- Otosklerose (Fortschreitende Verknöcherung des Mittel- und Innenohrs)
- Akute Entzündung des Ohrs sowie chronische Mittelohrentzündung, generell alle entzündlichen Erkrankungen und Prozesse im Ohr
- Internistische Erkrankungen, Bluthochdruck usw.
- Erkrankung des zentralen Nervensystems
- Dekompressionskrankheit (Taucherkrankheit)

Lange Zeit ging man davon aus, dass ein subjektiver Tinnitus im Innenohr entsteht. Dies wird aber durch die Tatsache widerlegt, dass bei einer operativen Durchtrennung des Hörnervs der Tinnitus trotzdem nicht ausgeschaltet werden kann. Schuld am Tinnitus ist laut Forschungen ein Hörschaden am Innenohr. Mithilfe von bildgebenden Verfahren wurde festgestellt, dass bei Tinnituspatienten in den verschiedenen Arealen des Gehirns eine abnormale neuronale Aktivität vorliegt, obwohl kein Reiz als Auslöser (Schallquelle) vorhanden ist. Die Zellen spielen verrückt, sie senden im Gleichtakt einen Ton an das Gehirn, den es nicht gibt, von Phantomwahrnehmung wird dann gesprochen. Meist gibt die Messung der Otoakustischen Emissionen (DP-gram) Auskunft darüber, wo der Tinnitus seinen Anfang genommen hat, sowie über die Reaktionsfähigkeit der äußeren Haarzellen. Ein Hörtest (Audiogramm) gibt dann wiederum Auskunft über die Funktionsfähigkeit der inneren Haarzellen. Die Mittelohrfunktion wird mithilfe der Tympanometrie und die Information der Stapediusreflexe geprüft. Das Endolymphgeschehen wird mit der Elektrocochleografie gemessen. Die BERA-Untersuchung (Hirnstammaudiometrie) gibt Hinweise auf eventuelle Tumore im Gehörsystem. So sind bei Veränderungen in der Ohrtrompete Atemgeräusche wahrnehmbar, Strömungsgeräusche bei Gefäßverengungen oder Missbildungen in den Arterien. Ist das Mittelohr betroffen, z. B. durch ein Entzündungsgeschehen oder der Verkalkung des Mittelohrknöchelchens (Otosklerose), macht sich ein Klirren bemerkbar.

Wie hören wir, und woher kommen die Geräusche?

Der Schall eines Geräuschs wird durch den Gehörgang bis zum Trommelfell geleitet und trifft im Mittelohr auf die drei Gehörknöchelchen Hammer, Amboss und Steigbügel. Der Hammer beginnt, durch den ankommenden Schall zu schwingen. Der Schall überträgt und verstärkt sich auf Amboss und Steigbügel. Nun setzt der Steigbügel eine Membran an der Gehörschnecke in Schwingung.

Durch die Flüssigkeit in der Schnecke werden die Bewegungen auf die Haarzellen im Ohr übertragen. Nervenimpulse entstehen, die durch den Hörnerv an das Gehirn weitergegeben werden. Die Sinneszellen des Innenohrs, die anatomisch am Beginn der Hörschnecke liegen, sind für die Wahrnehmung hoher Frequenzen zuständig. Die Sinneszellen, die weiter am Ende der Hörschnecke liegen, für tiefere Frequenzen. Der Hörnerv gibt die Signale an die Hörbahnen im Gehirn weiter. Das Gehirn besteht aus etwa 100 Milliarden Nervenzellen (sogenannte Neuronen). Jedes einzelne Neuron ist mit ca. 1.000 anderen Neuronen verbunden. Das Resultat ist ein gigantisches Netzwerk mit Milliarden von Verbindungs-

Erkrankung	Seelische Konfliktsituation	Asymmetrische Störung im Bewegungsapparat
Ort des Tinnitus	beidseitig	einseitig
Tonhöhe des Tinnitus	hoch	hochfrequenter Ton niederfrequentes Rauschen
Hörverlust?	optional	nein
Wie begann der Tinnitus?	langsam ein/aus	plötzlich
Ist Schwindel dabei?	nein	nein
Besteht Überempfindlichkeit für normale Geräusche?	50 %	Einseitig durch bestimmte Frequenzen (Töne)
Seelische Belastung	50 % auslösend	25 % als Folge
Veränderung des Tinnitus durch äußere Bewegung	in 30 %	in > 70 %

Auflistung der Krankheiten, die Tinnitus auslösen, und die Symptome, an denen wir sie erkennen können

Innenohrhörverlust – Hörsturz	Menière'sche Krankheit	Vergiftungsreaktion im Nervensystem
einseitig 70 %	einseitig 90 %	beidseitig
hoch	niederfrequentes Rauschen	hochfrequent mittelfrequent
ja	ja	nein
plötzlich	anfallartig	plötzlich
nein	ja	nein
50 %	nein	nein
20 % als Folge	70 % als Folge	20 % als Folge
in < 20 %	in < 20 %	in < 20 %

Quelle: Dr. Golenhofen

Weitere mögliche Ursachen des subjektiven Tinnitus

- Stoffwechsel- und Nierenkrankheiten
- Endolymphschwankungen (Stau der Innenohrflüssigkeit, gehört wird ein tiefes Brummen)
- Schilddrüsenerkrankungen
- CMD (Craniomandibuläre Dysfunktion, funktionelle Störung des Kiefergelenks)
- Quecksilbervergiftung durch z. B. Amalgam
- HWS-Syndrom (Störungen im Bereich der Halswirbelsäule)
- Muskuläre Ursachen
- Arzneistoffe – Medikamente (Chemotherapeutika, Schleifendiuretika, Chinin-Antibiotika, Aspirin, Ibuprofen)
- Chronischer Stress, emotionale Überbeanspruchung
- Genussmittel (Tabak, Drogen, chininhaltige Lebensmittel z. B. Tonic Water)
- genetische Risikofaktoren

wegen, die Nachrichten und Informationen an das Gehirn übermitteln und somit unseren gesamten Organismus steuern. Wie bei einem Computer bilden Neuronen »Schaltkreise«, wobei verschiedene Schaltkreise unterschiedliche Aufgaben haben. Um Höreindrücke umzusetzen, arbeiten Ohr und Gehirn auf komplizierte Weise zusammen. Schon kleinste Störungen im Hörsystem bringen die vielschichtige Hörverarbeitung durcheinander. Beteiligte Nervenzellen reagieren im betroffenen Gehirnbereich überaktiv, um die durch eine Störung entstandene Hörminderung auszugleichen. Das bedeutet, dass ursprünglich asynchrone Bereiche von Nervenzellen in einem Schaltkreis anfangen, sich zu synchronisieren. Das Gehirn passt sich den neuen Gegebenheiten an und strukturiert die Verbindungen zwischen den Nervenzellen in ungünstiger Weise neu (»Reorganisation«).

Subjektiver Tinnitus entsteht durch einen fehlerhaften Verlauf dieser Reorganisation. Es entsteht eine chronische Überaktivität der betroffenen Nervenzellen. Die Nervenzellen »feuern« ihre Signale alle synchron zur gleichen Zeit ab, die normale Signalverarbeitung ist gestört. Diese synchronisierte Hyperaktivität verursacht den Phantomlaut bei Tinnitus, da das Gehirn einen nicht vorhandenen Ton oder ein Geräusch produziert.

Anhand eines Telefongesprächs bildlich erklärt bedeutet das vereinfacht: Die Neuronen im Hörsystem sind dazu da, sich gegenseitig zu unterhalten und mit dem Gehirn auszutauschen. Stellen wir uns vor, die Nervenleitungen würden hierbei als Telefonkabel fungieren. Ist eine der neuronalen Empfängerstationen gestört, funktioniert das System natürlich nicht mehr. Die Neuronen sind jedoch Plaudertaschen und können das Quatschen nicht lassen, daher fangen sie an, Selbstgespräche zu führen. Die Töne gehen ins Leere, das Gehirn nimmt sie aber wahr. So oder ähnlich entsteht Tinnitus, ganz einfach ausgedrückt. Zum Glück ist das Gehirn sehr flexibel, so sind auch neuronale Veränderungen nahezu immer umkehrbar.

Das wichtigste Ziel auf Ihrem Weg zu »Ruhe im Kopf« muss daher Folgendes sein: Ihr Gehirn muss lernen, die Tinnituswahrnehmung nicht mehr überzubewerten und als bedrohlich zu empfinden, im besten Fall, sie komplett aus der bewussten Wahrnehmung auszublenden.

Wer fällt in das »Tinnitusraster«?

Es gibt Studien, die belegen, dass Tinnituspatienten meist besonders fleißige, strebsame und verantwortungsbewusste Menschen sind. Es wird zwar im Allgemeinen nicht von einer typischen Tinnituspersönlichkeit gesprochen, aber man konnte feststellen, dass Menschen mit bestimmten Persönlichkeitsmerkmalen häufiger davon betroffen sind, besonders Menschen mit hohem Kontrollbedürfnis und Hang zum Perfektionismus. Sie haben ein großes Konkurrenzdenken und setzen sich dadurch oft selbst unter Erfolgs- und Leistungsdruck. Ihr Verantwortungsbewusstsein und das starke Bedürfnis nach Anerkennung zwingt sie zum permanenten Durchhalten, auch wenn sie mit ihren Kräften schon am Ende sind. Kränkungen belasten sie schwer, generell sind sie leicht verletzbar. Geraten sie in Stress, werden sie nach außen hin ruhiger, doch innerlich wird der Druck erhöht. Sie führen ein Leben in Ungeduld, Hektik und Zeitdruck und gehen sehr streng mit sich selbst um. Fühlen Sie sich angesprochen?

Die Botschaft lesen lernen

Ihr Tinnitus hat eine Botschaft für Sie, die entschlüsselt werden will: Wer nicht fühlen will, muss hören, und wer alle Anzeichen ignoriert, muss leiden. Leider!

Subjektiver Tinnitus ist im herkömmlichen Sinne keine Erkrankung, sondern eine Revolte des Körpers, um einen Widerstand gegen die Überbeanspruchung anzuzeigen.

Und jetzt? Sie hören hin und es quält Sie! Und Sie hören noch stärker hin. Manchmal, wenn der Tinnitus kurz nicht mehr im Bewusstsein ist, hören Sie ganz stark hin, um zu hören, ob er nicht weg ist, und natürlich ist er noch da und er wird lauter. Er wird lauter, je stärker sie hinhören. Tinnituserkrankte hören viel mehr als Nichtbetroffene.

Unser Körper macht jede Menge Geräusche. Blut rauscht durch unsere Adern. Wir hören es nicht, weil wir uns nicht darauf konzentrieren. Tinnituspatienten aber haben ihren Fokus auf das Geräusch gestellt, sie hören überaktiv. Tinnitus wird nicht nur ausgelöst durch unsere moderne Lebensweise mit all ihrer lärmenden Hektik und den diversen Medien. Der Punkt, an dem der Körper den Tinnitus einschaltet, hängt meist von mehreren Faktoren ab und unserer Einstellung zu uns selbst.

Fragen Sie sich selbst

- Welche Vorerkrankungen haben Sie?
- Haben Sie Verletzungen der Wirbelsäule oder im Kopfbereich erlitten?
- Hatten Sie als Kind eine kieferorthopädische Spange?
- Wie ernähren Sie sich?
- Was trinken Sie?
- Wie sehr setzen Sie sich selbst unter Druck?
- Wie sprechen Sie mit sich in Gedanken?
- Haben Sie ein Problem mit dem Verzeihen?
- Tragen Sie viel Wut in sich?
- Nehmen Sie sich Zeit für sich?
- Finden Sie im Alltag Ruhe, damit ihr Körper regenerieren kann?

Im Zusammenhang denken

Tinnitus aufzulösen bedeutet, die Zusammenhänge zu kennen und verstehen zu lernen. So viele Ursachen, wie Ihr Tinnitus haben kann, so viele Lösungen müssen Sie suchen. Das perfekte Medikament oder die schnelle Heilung bei chronischem Tinnitus gibt es derzeit nicht, aber es gibt jede Menge Heilungsansätze und die Möglichkeit, wieder Kontrolle über das Geräusch in Ihrem Kopf zu bekommen.

Wenn Sie Tinnitusbetroffene nach ihren Beschwerden befragen, antworten sie oft: »Der Ton macht mich verrückt, ich kann nicht mehr schlafen, er bestimmt mein Leben, ich kann nicht mehr richtig denken, ich bin gereizt und deprimiert, ich habe andauernd Kopfschmerzen, die permanenten Geräusche sind grauenvoll, mein Leben ist durch den Tinnitus unerträglich geworden.« Tinnitus beeinträchtigt in der Tat mehrere Systeme des Körpers: das Gehörsystem (unser Gehör), das limbische System (unsere Gefühle), das zentrale Nervensystem (neuronale Signalübertragung im Gehirn). Alle Systeme arbeiten eng miteinander zusammen, ist eines davon gestört, kann sich aus dieser Störung ein Tinnitus entwickeln. Je nachdem, in welcher Intensität wir die Geräusche wahrnehmen und bewerten, desto stärker beeinträchtigen sie unser Sein.

Stellen Sie sich mal vor, weil Sie z. B. Ihre Schreibhand gebrochen hätten, müssten Sie plötzlich mit der anderen Hand schreiben. Wäre das möglich zu lernen? Ja, das wäre es. Oder Sie wollten im Ausland am Linksverkehr teilnehmen. Ja, auch das wäre möglich, bei großer Konzentration. So verhält es sich hier auch: Um die Kontrolle über Ihr Leben zurückzubekommen, brauchen Sie viel Training für Ihr Gehirn und den starken Willen, etwas zu erreichen.

Nehmen Sie Ihre Gesundheit und Heilung in Ihre eigenen Hände und seien Sie Ihr eigener innerer Trainer. Übernehmen Sie Verantwortung für Ihr Körper-Geist-Seele-System und haben Sie Mut zum Glück. Seien Sie Optimist! Optimisten beschäftigen sich mit Lösungen. Optimisten erleben genauso viele Niederlagen und Verluste wie Pessimisten. Der Optimist aber findet erreichbare Ziele, sucht nach neuen Chancen, findet das Glück im Unglück und glaubt an sich.

TIPP
Seien Sie ab heute Optimist und glauben Sie an Ihre Heilung! Geben Sie nicht auf!

Den ersten Schritt tun

So war es auch bei mir: Erst als ich am Boden lag und nicht mehr weiterkonnte, bin ich aufgestanden und habe Verantwortung für mich übernommen. Und ich habe nicht aufgegeben, und ich werde nie aufgeben. Und heute sitze ich hier und schreibe für Sie. Um Sie zu motivieren, um Ihnen Mut zu geben, um Ihnen ein Beispiel zu sein, um Ihnen zu sagen: »Sie sind nicht alleine!« Immer wieder lese ich in Internetforen oder bei diversen Buchbewertungen: »Person XY hat nichts Neues über Tinnitus veröffentlicht. Wir sollten uns entspannen und zum Zahnarzt gehen usw., aber etwas wirklich Neues war nicht zu erfahren.« Menschen, die so denken, sind genau die Kandidaten, die nicht wirklich etwas an ihrem Leben und ihrer Einstellung ändern wollen und einfach so weitermachen wie bisher, dann aber sich beklagen, dass andere ihnen nicht eine schnelle Lösung bereitstellen.

Ich kann für mich sagen, ich habe bisher in jedem Buch wenigstens eine kleine Sache entdeckt, die ich ausprobiert habe und die mich weitergebracht hat auf meinem Weg. Also sollte man stets offen und interessiert sein und fest an die Möglichkeit der Heilung glauben. Die Zukunft hat viele Namen. Für die Schwachen ist sie die Unerreichbare, für die Furchtsamen ist sie die Unbekannte, für die Tapferen die Chance. Lassen Sie sich nicht von Ihren Ohrgeräuschen beherrschen. Es gibt so viel mehr im Leben als diese dummen Töne in unserem Kopf, die nur wir hören können!

Fragen Sie sich nicht: »Warum gerade ich?«, Sie werden darauf keine Antwort finden. Suchen Sie vielmehr nach positiven Verstärkern, d. h. nach Dingen, die Ihnen Freude bereiten, z. B. Menschen, die Ihnen guttun. Lassen Sie das Negative, Belastende hinter sich. Das Leben ist zu kurz und schön, um sich zu ärgern, warum es ausgerechnet einen selbst erwischt hat. Sagen Sie sich immer wieder: »Es ist nur ein Tinnitus, es hätte auch viel schlimmer kommen können.« Und Sie können so viel tun, damit es Ihnen wieder bessergeht.

Counseling heißt das moderne Wort, das die Suche nach Problemlösungen beschreibt, während gleichzeitig Veränderungsprozesse beginnen und der Betroffene lernt, sich nach und nach an die Situation zu gewöhnen, diese anzunehmen und zu akzeptieren.

Streifen Sie die Angst ab, dass Sie scheitern könnten. Auch für Sie gibt es Heilung. Nur Furchtlosigkeit führt zum Erfolg! Setzen Sie sich Ihr Ziel und bleiben Sie auf diesem Weg, dann werden Sie schon bald, von Tag zu Tag, eine Änderung feststellen.

Im Laufe meiner intensiven Recherchen über Tinnitus bin ich auf viele gute Empfehlungen gestoßen. Es lässt sich immer ein neuer Ansatz finden, eine neue Idee entdecken. Manche Sachen muss man öfter lesen, bis sie ins Bewusstsein vordringen.

Auf Ihrem Weg benötigen Sie einen Arzt an Ihrer Seite, der wirklich Interesse daran hat, Ihnen weiterzuhelfen. Ein erster Indikator dafür ist, dass er sich mehr als zehn Minuten Zeit nimmt beim Erstgespräch. Die wenigsten niedergelassenen Ärzte haben viel Erfahrung mit Tinnituspatienten, daher sind sie meist mit ihrem Latein schnell am Ende. Suchen Sie im Internet nach Ohrenärzten, Allgemeinmedizinern und Orthopäden, die einen Bezug zu Tinnitus haben. Nehmen Sie sich Zeit für sich – die brauchen Sie, um gesund zu werden.

Fachbeitrag von Dr. Michael Golenhofen, HNO-Arzt

Aus der fachärztlichen Perspektive des HNO-Spezialisten ergeben sich viele Übereinstimmungen mit den Inhalten eines Mutmachbuchs über Tinnitus. Unsere tägliche Arbeit besteht auch im Mutmachen, indem wir

1. Aufklären darüber, welche Erkrankungen vorliegen (und welche nicht).
2. Wie mit der Situation am besten umgegangen werden kann und wie sie zu verbessern sei (Heilung).
3. Das Symptom Tinnitus und die zugrunde liegenden Krankheiten in einen Sinnzusammenhang im Leben des betroffenen Menschen stellen (wenn es denn gelingt).

Gar keine so leichte Arbeit! Schon gar nicht, weil es so erstaunlich viele Falschinformationen über Tinnitus gibt – die sollen, so bald wie möglich und so gründlich wie möglich, aus der Gedankenwelt der Betroffenen eliminiert werden.

Dieses wichtige Gespräch ist immer das erste Element einer Behandlung von Tinnituspatienten. Es soll Klarheit bringen, Wege ebenen und Ruhe einkehren lassen.

All diese Elemente machen Mut und vertreiben Ohnmacht – wir nennen diese unverzichtbare Erstbehandlung positives Counseling (Beratung), man könnte auch sagen: hilfreiches und aufklärendes erstes Beratungsgespräch.

Welche Falschinformationen sind am häufigsten anzutreffen?

Die »Großen drei« sind: »Tinnitus ist nicht behandelbar – Ich kann gar nichts für Sie tun!« – »Wenn er erst einmal chronisch ist, dann geht er nie wieder weg.« – »Tinnitus ist eine schlimme Krankheit, die seelisch stark belastet.«

Sind diese »Großen drei« erst einmal vom Tisch, kann es also losgehen – aber womit eigentlich? Nun, schlicht mit dem Untersuchen und mit dem Feststellen der auslösenden Krankheiten, denn Ohrgeräusche (Tinnitus) sind ja nur das Symptom, also die Krankheitszeichen, nicht die Erkrankung selbst.

Man könnte den Vergleich zum Schmerz anführen. Mit der Feststellung eines Schmerzes ist noch nichts über den Grund ausgesagt. Beim Tinnitus ist es genauso: Ohne eine Feststellung der Ursache kann es keine Behandlung geben. Und hier gibt es nun ein nicht zu unterschätzendes Problem: Selten wird die auslösende Erkrankung beim Auftreten der Tinnitussymptomatik gewissenhaft genug gesucht, und das führt in der Folge dazu, dass niemand so richtig weiß, was man nun eigentlich zu behandeln hätte.

Daher besitzt das verständnisvolle erste Gespräch zwischen Patient und Arzt, die gewissenhafte Untersuchung auf Krankheiten, die das Symptom Tinnitus erzeugen, und die minutiöse Behandlungsplanung einer Therapie der vorliegenden Erkrankungen eine so elementare Bedeutung. Finden diese drei Schritte statt, kann nur noch wenig schiefgehen – finden sie dagegen nicht statt, sind Verwirrung und seelisches Leid die Folge.

Und welche Erkrankungen liegen nun dem Symptom Tinnitus am häufigsten vor?

Hier hilft bei der Erhebung der Krankengeschichte zunächst die Schilderung über Entstehung und Form der Ohrgeräuschwahrnehmung. Stellt man die auslösenden gesundheitlichen Störungen der Häufigkeit nach untereinander dar, so ergibt sich folgendes Bild:

1. Hörstörungen mit substanziellem Hörverlust
2. Schweres Ungleichgewicht der Hals-, Kiefer- und Kopfmuskulatur sowie Gelenke.
3. Seelisches Leid, ausgelöst durch Lebenskrisen
4. Medikamentennebenwirkungen
5. Seltene andere Gründe.

Dies ist natürlich ein weites und schwieriges Feld verschiedener Erkrankungen, welches die Untersuchung eines Patienten mit Tinnitus anspruchsvoll gestaltet.

Einen Trost gibt es aber schon einmal: Schon die ersten drei Krankheitsgruppen decken in der täglichen Praxis mehr als 80 % aller Patienten ab – hieße im Klartext: Mit hoher Wahrscheinlichkeit leidet eine Tinnituspatientin/ein Tinnituspatient, die/der von einem neu aufgetretenen Tinnitus erzählt, entweder an einer Hörstörung, an einer komplexen Störung im Bewegungsapparat oder an einer seelischen Erkrankung, häufig auch an einer Kombination aus zwei oder sogar drei dieser Erkrankungen.

Die Situation kann durchaus zunächst mit Mut angegangen werden, denn für das seelische Leid lässt sich fast immer eine Linderung erreichen sowie für die Lautheit der Ohrgeräuschwahrnehmung in der überwiegenden Zahl der Behandlungsfälle.

Manchmal sind wir aber auch mit den modernsten Behandlungsmöglichkeiten nicht in der Lage, die Lautheit einer Tinnituswahrnehmung zu beeinflussen –, interessanterweise gehen aber viele dieser Patienten aufrecht durchs Leben, können ihrer beruflichen Tätigkeit nachgehen und haben auch eine erholsame Nachtruhe.

Die tägliche Praxis zeigt also unmissverständlich, wie vielgestaltig und auch optional die Beziehung zwischen Tinnitus und dem seelischen Leid eines Menschen ist. Allzu leicht vergessen wir, wie viele Menschen eine Tinnituswahrnehmung haben und dies allenfalls beiläufig in der Sprechstunde erwähnen, weil sie keinerlei Beeinträchtigung ihrer Lebensqualität verzeichnen. Auch diese Erkenntnis kann Mut machen und Klarheit bringen!

Um die Menschen herum, die im Zuge ihrer Tinnituswahrnehmung stark seelisch belastet sind, hat sich in den letzten Jahrzehnten eine »Szene« von teilweise unseriösen Angeboten und skrupellosen Geschäftemachern entwickelt, die großen ideellen und materiellen Schaden anrichten können. Solchen Auswüchsen eines »Ungesundheitssystems« können wir mit Mutmachen und gewissenhaften medizinischen Informationen und Vorgehensweisen bei Tinnitusbetroffenen den Boden ihrer unheilvollen Machenschaften entziehen.

Behandlungsmöglichkeiten

Behandlungsmethoden	Bewegungsanwendungen	Entsäuern/ Entgiften
Akupunktur	Feldenkrais-Methode	Basenbad
Atlas einrichten	Heileurythmie	Blutegeltherapie
Homöopathie	Progressive Muskelentspannung	Cayenne
Hypnose	Qigong	Darmreinigung
Kiefer »Reset«	Rolfing	Ernährung umstellen
Kinesiologie	Sensomotorische Körpertherapie	Ölziehkur
Kognitive Verhaltenstherapie	Sport	Sauna
Magnetfeldtherapie	Thai Chi	Wasser trinken
Manuelle Therapie	Tinnitusübungen	
Massage	Yoga	
Neuraltherapie		
Orthomolekulare Medizin		
Retraining		
Somatic Experiencing		
Zahnarzt CMD		

Lösen Sie körperliche Blockaden z. B. durch: Akupunktur, Atlas einrichten, Heileurythmie, Hypnose, Feldenkrais-Methode, Manuelle Therapie (Chirotherapie, Osteopathie, Craniosacrale Therapie), Massagen, Narbenentstörung, Neuraltherapie, Qigong, Rolfing, Sensomotorische Körpertherapie, Sport, Thai Chi, Yoga, Zahnarzt CMD.

Auch zu Hause möglich	Sonstiges
Aromatherapie	Atmen, aber richtig
Barfuß laufen	Beten
EFT	Gehörschutz
Euthyme Therapie	Haarklammern raus
Genussschule	Nahrungsergänzung
Klangtherapie	Nein sagen
Kneippguss ums Ohr	Ohrringe raus
Meditieren	Reden
Narbenentstörung	Ressourcen nutzen
Ohrkerzen	Richtig sitzen
Ohrmassage	Richtig schlafen
Schröpfen	Selbstheilungskräfte aktivieren
Sport	Stressoren erkennen
Visualisieren	Summen
Weißes Rauschen	Telefon
	Tinnitustagebuch
	Verzeihen

Es ist notwendig, mehrere Therapien miteinander zu kombinieren. Bewegungsanwendungen sollten Sie regelmäßig in Ihren Alltag integrieren und dazu die Behandlungsmethoden auswählen, die Sie ansprechen.

»Eure Nahrung soll eure Medizin
und eure Medizin soll eure Nahrung sein.«

HIPPOKRATES VON KOS, GRIECHISCHER ARZT,
460–370 V. CHR.

ANNEHMEN – ENTGIFTEN

Zunächst: Gehen Sie ganz unvoreingenommen an die Tinnitustipps heran. Alle diese Tipps kann ich empfehlen, ich selbst praktiziere viele von ihnen immer noch täglich. Von manchen haben Sie mit Sicherheit schon gehört oder gelesen, einige vielleicht schon ausprobiert. Sie müssen sie nicht alle, nicht sofort und nicht zu 100 % umsetzen. Vielleicht arbeiten Sie die Tipps systematisch ab oder Sie picken sich nur das heraus, was Ihnen sympathisch ist. Fangen Sie mit dem an, was Ihnen am leichtesten fällt. Geben Sie auch den einfachen, natürlichen Tipps eine Chance, Ihnen zu helfen. Was die Natur erfunden hat, kann der Mensch gut aufgreifen. Was auch immer Sie tun, tun Sie davon möglichst viel. Nur wenn Sie die Tipps ausprobieren, können Sie herausfinden, welcher Ihnen hilft.

Gesundheitscheck zu Beginn

Einige Tipps werden nicht das Richtige für Sie sein, bewerten Sie das nicht negativ, es ist dann derzeit einfach nicht relevant für Sie. Viele Faktoren haben dazu geführt, dass Sie an Tinnitus leiden, und Sie müssen viel tun, damit Sie ihn wieder loswerden! Wir können sehr viel selber tun, damit es uns bessergeht. Wenn die Ärzte uns bald mehr Hoffnung geben, dann werden sich noch mehr Tinnitusgeplagte auf den Weg machen und nach Heilung suchen. Zu Hause sitzen und resignieren gilt nicht, jetzt fangen wir an und verändern etwas, verändern uns zum Gesunden hin.

Um Ihren Tinnitus in den Griff zu bekommen, sollten Sie zuallererst Ihren Körper in einen optimalen Gesundheitszustand bringen. Sie benötigen einen ausführlichen Gesundheitscheck, das hat oberste Priorität. Lassen Sie Ihr Blut untersuchen, ob Ihnen wichtige Nährstoffe fehlen. Öffnen Sie Ihren Geist für neue Ansatzpunkte und Denkweisen und überprüfen Sie Ihre Lebensweise (Ernährung, Schlafplatz usw.). Freuen Sie sich über jeden auch noch so kleinen Fortschritt, Sie sind auf dem Weg in eine bessere, gesündere und ruhigere Zukunft. Am besten arbeiten Sie mit einem Notizblock und notieren dort, was Sie täglich umsetzen wollen. Positionieren Sie die Liste so, dass Sie oft daran vorbeigehen, um immer wieder erinnert zu werden, aktiv an Ihrem Heilungsprozess zu arbeiten.

Markieren Sie die Seiten, die Sie später schnell wiederfinden wollen, und erstellen Sie Ihren eigenen Behandlungsplan. Sie müssen alles kennen, was es derzeit auf dem Markt gegen Tinnitus gibt, und ausprobieren, was für Sie das Passende ist. Ihr Engagement gibt Ihnen ein gutes Gefühl, dass Sie vorankommen und auf dem Weg zur Heilung sind. Beginnen Sie damit, Ihren Körper zu entsäuern und zu entgiften, auch, indem Sie ihm genügend Wasser zuführen. Trinken Sie gleich morgens auf nüchternen Magen ein Glas Wasser mit einem Esslöffel Apfelessig, er hilft, die Leber zu entgiften und das Blut zu reinigen.

Was ist wirklich wichtig?

Dem Körper genügend Wasser zuführen

Werfen wir zunächst einen Blick auf einige elementare Dinge zur Gesundung:

Bietet man dem Körper genügend Sauerstoff und Wasser an, so kann er sein System regenerieren. Trinken Sie Wasser, sooft sie können. Am besten für den Körper ist stilles Wasser oder Leitungswasser, da es die wenigsten Informationen enthält. D.h., stilles Wasser ist »leeres« Wasser, es kann im Körper viele Schadstoffe, z.B. Schlacken, aufnehmen und abtransportieren. Mit Kohlensäure versetztes Wasser ist bereits mit Informationen (Säure) angereichert und hat weniger Möglichkeiten, Schlacken oder Giftstoffe aus dem Köper herauszuschleusen. Kochen Sie sich morgens Ihre Thermoskanne Tee oder Ingwerwasser und trinken es über den Tag verteilt. Im Sommer können Sie Ihren Tee auch mit Eiswürfeln trinken. Wenn Sie das Haus verlassen, nehmen Sie sich ein Wasser »to go« mit, und am Arbeitsplatz haben Sie immer ein Glas Wasser neben sich stehen. Viel Wasser trinken ist reine Gewohnheit. Sie werden merken, wie schnell sich Ihr Körper an die vermehrte Flüssigkeitsaufnahme gewöhnt und dann von selbst nach mehr Wasser verlangt. Hier ein unkompliziertes Rezept für ein leckeres Getränk mit Ingwer und Zitrone, das Ihnen garantiert Lust macht, mehr zu trinken:

Ingwerwasser mit Zitrone

Saft einer Biozitrone auspressen und mit geschnittenen Ingwerstückchen (ca. fünf Gramm auf einen Liter) in eine Teekanne oder Thermoskanne geben (Ingwer vorher schälen), mit heißem Wasser übergießen und ziehen lassen. Sie können die Mischung den ganzen Tag über trinken. Ich mache auch gelegentlich einen zweiten Aufguss und gebe nur noch einmal Zitronensaft dazu. Ist die Kanne leer, können Sie die Ingwerstückchen essen.

Zubereitung mit noch größerem gesundheitlichen Vorteil: Kochen Sie das Wasser fünf bis zehn Minuten ab. Das Wasser transportiert so noch mehr Vitalstoffe in die Zellen und Schlacken und Toxine aus den Zellen. Nehmen Sie Bioingwer, der muss nicht geschält werden. Verwenden Sie Biozitronen und schälen die Frucht sehr dünn ab, sodass das weiße Fruchtfleisch mit der Frucht erhalten bleibt. Pürieren Sie die Zitrone und geben Ingwer und das abgekochte Wasser hinzu. Sie erhalten so ein besonders gesundheitsförderndes Getränk. Die Flavonoide, die in der weißen Pelle der Zitrone stecken, sind eine Gruppe sekundärer Pflanzenstoffe, denen eine antioxidative, mitunter auch krebshemmende Wirkung zugeschrieben wird.

Zitrone ist extrem gesund, man kann sie auch einfrieren und direkt gefroren raspeln. Sie können die Zitrone über Salat, Suppen, Nudeln oder in Wasser/Saft geben. Das schmeckt sehr erfrischend und wirkt nicht nur entgiftend und entzündungshemmend, sondern auch basisch. In Zukunft gehört Zitronenschale also nicht mehr in den Abfall, sondern auf den Teller oder ins Glas.
Wenn Sie keinen Ingwer mögen, dann trinken Sie Grünen Tee. Er enthält Catechine, die unsere Leistungsfähigkeit verbessern, und er erhöht die Produktion von Dopaminen, einem zentralen Neurotransmitter (Botenstoff). So wird unser Gehirn vor allgemeinen Gehirnschäden geschützt.

Den Blutfluss anregen

Der Blutkreislauf ist das umfassendste System in unserem Körper. Kilometer von Arterien und Kapillaren sorgen dafür, dass jede Zelle mit Nährstoffen und Sauerstoff versorgt wird. Ist der Blutfluss zu langsam oder durch Verengungen behindert, kann es zu einer Unterversorgung der Zellen und des Gewebes kommen. Die mangelnde Versorgung unseres Systems mit Nährstoffen und Sauerstoff sowie die Entsorgung von Giftstoffen ist der am meisten vernachlässigte Faktor in unserer modernen Medizin. Eine schlechte Durchblutung des Körpers bedeutet auch immer eine ungenügende Entgiftung. Das Blut ist unser Lebenssaft, verlieren wir zu viel Blut, verlieren wir unser Leben. Im Umkehrschluss bedeutet eine gute Blutzirkulation die Versorgung mit Lebens- und Heilkraft. Eine dauerhafte Verbesserung der körperlichen Verfassung kann nur über einen verbesserten Blutzufluss erreicht werden. Der Pflanzenwirkstoff Cayenne fördert die Durchblutung am Innenohr und stärkt die Hörzellen gegen Sauerstoffnot. Cayenne setzt das Blut in Bewegung, erhöht die Fluidität (Fließfähigkeit) und reguliert dadurch den Herzrhythmus. Er ist das natürliche Notfallmittel bei Kreislaufkollaps, Herzinfarkt und Schlaganfall. Cayenne bewegt Ihr Blut, Cayenne ist für diesen Zweck das stärkste Mittel aus der Natur. Der Wirkstoff Cayenne z.B. als Tinktur eingenommen, bringt das Blut in Balance. Cayennetinktur gibt es im Reformhaus und in großer Auswahl im Internet (Kosten: ab ca. 12 € pro Fläschchen).

Starten Sie mit einem einzelnen Tropfen und steigern Sie die Menge dann bis zu zehn Tropfen im Tee oder auch in einem Glas Wasser aufgelöst. Selbstverständlich können Sie mit der Cayennetinktur auch Ihr Essen würzen.

Wir sind, was wir essen

Unser Körper verfügt über ein ausgeklügeltes, intelligentes Selbstheilungssystem. Voraussetzung dafür ist eine ausgewogene Ernährung, die alle lebensnotwendigen Nährstoffe enthält.

In unserer modernen Zeit nehmen wir viel zu viele industriell verarbeitete, Säure bildende Lebensmittel auf. Hoher Wurst- und Fleischkonsum, zu viele Milchprodukte und der häufige Verzehr von sogenannten leeren Kohlenhydraten (Weißmehlprodukte wie helles Brot und helle Nudeln, polierter Reis und zuckerhaltige Lebensmittel und Getränke) übersäuern langsam und schleichend unseren Organismus. Der Körper versucht, über die Jahre hinweg diese Übersäuerung zu kompensieren. Da wir uns aber meist permanent »falsch« ernähren, schafft er es nicht mehr, sich selbst in einen optimalen Gesundheitszustand zurückzuversetzen. Wir blockieren mit unserer Ernährung unser körpereigenes Selbstheilungssystem.

Leider werden die Folgen der Übersäuerung immer erst dann wahrgenommen, wenn sich bereits Krankheiten zeigen. Daher ist es so wichtig, den Körper in seiner Gesamtheit zu betrachten und nicht einzelne Krankheitssymptome separat zu behandeln. Fast jeder Leidensweg beginnt mit dem Zustand der Übersäuerung und Entzündung.

Gemüse gegen Entzündungen

Auch Tinnitus kann durch eine Entzündungsform ausgelöst werden. Die basische, entzündungshemmende und vitalstoffreiche Ernährung führt zur Entsäuerung und Ausleitung der überschüssigen Schlacken. Sie versorgt unseren Körper mit allen wichtigen Vitaminen, essenziellen Mineralien und Spurenelementen. Zu solchen Nahrungsmitteln gehören insbesondere grünes Gemüse, Salate und Kräuter, Früchte, Nüsse und Samen. Eine besondere Wirkung haben z. B. Zwiebeln, Knoblauch, Ingwer, Kurkuma und Salbei. Als besonders gesunde Gemüse sind hervorzuheben: Spinat, Mangold, Kürbis, Rote Bete, Tomate, Karotten, Paprika, alle Kohlsorten, besonders Grünkohl und Brokkoli. Dieser verbessert z. B. unsere kognitiven Fähigkeiten (Denkprozesse) aufgrund seines hohen Anteils an Vitamin K.

Bei den Früchten und Beeren beugen Äpfel, Kirschen, Melonen, Papaya, Mango, Blaubeeren und Brombeeren einer Oxidation im Gehirn vor. Erdbeeren verbessern die gehirninterne Kommunikation und verhindern negative Auswirkungen auf das Kontrollzentrum. Bananen enthalten Cholin, das im Aufbau und in der Signalverarbeitung der Zellmembranen eine Rolle spielt. Avocados zählen auch zu den Beerenfrüchten, sie verbessern den Blutfluss, was besonders für unser Gehirn unsagbar wichtig ist.

Essen Sie wie ein Vogel, besonders wertvoll sind Nüsse und Samen wie Walnüsse, Kürbiskerne, Sonnenblumenkerne, Sesam, Mandeln, Mohn-, Floh- und Hanfsamen. Natürlich können Sie auf Exoten wie Chiasamen, Gojibeeren oder Matchapulver zurückgreifen, es gibt aber in unseren heimischen Gefilden auch jede Menge des sogenannten Superfood. Junger Löwenzahn ist wahnsinnig gesund und wird leider gar nicht geschätzt oder verwendet, obwohl er praktisch in jedem Garten kostenlos wächst. Leinsamen, Hagebutten und Brennnessel sollten Sie auch unbedingt in Ihren Speiseplan einbauen. Gesunde Kohlenhydrate sind Produkte aus biologischem Vollkornmehl und Vollkornreis, Süßkartoffeln, Haferflocken, Amarant, Quinoa und Hirse. Generell sollten Sie dazu übergehen, weniger Kohlenhydrate zu sich zu nehmen, da ein Übermaß davon, laut Forschungen der Charité Berlin, oxidativen Stress im Gehirn entstehen lässt. Oxidativer Stress entsteht, wenn die Kraftwerke der Nerven ständig auf Hochtouren arbeiten, sich sozusagen überarbeiten. Die Berliner Forscher glauben, dass mit einem Verzicht von Kohlenhydraten (ketogene Diät) und einer gesteigerten Aufnahme von »guten Fetten« Nervenschäden geheilt werden können. Das in Obst und Gemüse enthaltene Vitamin E und C wirkt antioxidativ, erhöht den Sauerstofftransport im Gehirn und im gesamten Körper. Wir wissen, dass bei Tinnitus eine abnormale neuronale Aktivität besteht, deren Phantomwahrnehmungen im Gehirn ausgelöst werden.

Gute Fette

Sicherlich haben Sie schon einmal den Spruch gehört: »Fett ist Nervennahrung«, und das stimmt im wahrsten Sinne des Wortes. Heute wird weiter geforscht, in welchem Maße gute Fette in der Lage sind, Nerven zu heilen. Fett ist in jedem Fall ein wesentlicher Bestandteil aller Zellmembranen, unser Gehirn selbst besteht zu über 50 % aus Fett. Daher ist es von ungeheurer Wichtigkeit, dass Sie Ihrem Körper viele gute Fette zuführen. Ein Teelöffel bis ein Esslöffel Kokosöl oder Leinöl täglich, z.B. eingerührt in Ihren Smoothie, ist eine perfekte Energiequelle für Ihr Gehirn. Viele Omega-3-Fettsäuren liefern Fisch, Leinöl, Chiasamen und Walnüsse.

Gleichen Sie Ihren Ernährungsplan doch einmal den der ketogenen Diät an. Dies ist eine Ernährungsform, die auf Kohlenhydrate weitgehend verzichtet und nur auf Eiweiß und »gute« Fette setzt. Das bedeutet, man ernährt sich aus fettreichen Lebensmitteln z.B. Eier oder Avocados, isst Gemüse, Nüsse, Samen, Fisch und Fleisch und verzichtet auf Kohlenhydrate wie Nudeln, Brot und Reis. Der Körper reagiert mit dem Übergang von Kohlenhydrat- auf Fettverbrennung und kommt in die sogenannte Ketose (Stoffwechselzustand). Die ketogene Diät erfordert Disziplin, da sie über einen längeren Zeitraum durchgeführt werden muss, und sie ist sicherlich, genau wie das Fasten, nur eine vorübergehende Ernährungsweise. Sie leistet allerdings gerade für das Gehirn einen sehr guten Heilerfolg! Die Zellatmung im Gehirn wird gesteigert und die Überaktivität der Nervenzellen verringert. Besonders wenn Ihr Tinnitus durch ein Knalltrauma ausgelöst wurde, sollten Sie sich eine Zeit lang ketogen ernähren.

Achten Sie auch beim Braten auf gutes, hochwertiges Öl. Es eignen sich Kokos-, Traubenkern-, Sesam- und Erdnussöl besonders gut, um stark erhitzt zu werden. Natürlich gibt es viele weitere gesunde Speisen. Ich habe hier bewusst einige besonders wertvolle Nahrungsmittel herausgesucht, die einfach zu beschaffen sind und die Sie unkompliziert in Ihre täglichen Speisen integrieren können. Reduzieren sollte man unbedingt den Konsum von Zucker, Milchprodukten und hellen Teigwaren sowie von Fleisch und Wurstprodukten. Statt Softdrinks lieber viel stilles Wasser trinken. Lassen Sie doch einmal beim nächsten Arztbesuch die Entzündungswerte mitbestimmen (ca. 25 €). Wenn Sie ein starker Brotesser sind, informieren Sie sich über Essener- oder Paleo-Brot. Diese Brotsorten sind gesünder und kommen gänzlich ohne Mehl und Zucker aus.

Wie wär's mit einem Smoothie?

Die perfekte Nahrung für Menschen mit wenig Zeit ist ein selbst zubereiteter grüner Smoothie. Natürlich weiß ein jeder, dass die Gesundheit unseres Körpers auf die Zufuhr von vielen Vitaminen und Mineralstoffen angewiesen ist – aber wie im Alltag umsetzen? Wenn Sie z. B. Ihr Frühstück durch einen Smoothie ersetzen, sparen Sie morgens erheblich Zeit. In unserer Gesellschaft gibt es kaum noch Menschen, die morgens ausgiebig und in Ruhe frühstücken. Smoothies sind eine prima Alternative, lassen sich super vorbereiten, sollten allerdings schnell verzehrt werden. Die Mixgetränke aus Früchten und grünem Blattgemüse schmecken lecker, liefern hochkonzentrierte Vital- und Nährstoffe und sind schnell und einfach zubereitet. Grüne Blattgemüse enthalten sehr viele unlösliche Ballaststoffe, sie sind unverdaulich und werden so wieder ausgeschieden, wie wir sie aufgenommen haben. Auf ihrem Weg durch unsere Verdauungsorgane sind sie in der Lage, Giftstoffe aufzunehmen und aus unserem Körper zu transportieren. Unter dem Mikroskop betrachtet, sehen sie aus wie kleine Schwämmchen. Diese Schwämmchen putzen unsere Darminnenwände und sorgen für eine gründliche Darmentleerung. Wenn Sie bisher keine Blattgemüse mochten, ist dies eine wunderbare Art, in Verbindung mit Früchten Ihren Smoothie zu einer wahren Götterspeise zu machen. Grüne Smoothies haben eine so hohe basische Wirkung auf den Organismus wie kein anderes Nahrungsmittel. Grüne Blattgemüse enthalten sekundäre Pflanzenstoffe, die viele gesunde Eigenschaften besitzen. Sie gelten u.a. als hochkarätige »Freie-Radikal-Fänger« (Antioxidantien), sind antibakteriell, antitumoral, antiviral, immunstimulierend, blutverdünnend, leberschützend, darmreinigend, antiarthritisch usw. – und sie verzögern ganz nebenbei noch den Alterungsprozess. Ein köstlicher Basencocktail ist auch eine Gemüsesuppe. Frisches Gemüse gut bedeckt mit Wasser ca. 1,5 bis 2 Stunden leicht simmern lassen und nur die Suppe trinken.

Essen und trinken Sie grün!

Nehmen Sie künftig nichts zu sich, was Ihre Großmutter nicht als Essen erkannt hätte. Achten Sie auch darauf, genügend eisenhaltige Lebensmittel zu sich zu nehmen. Eisenmangel kann Tinnitussymptome hervorrufen. Der Eisengehalt im Blut wird über die Aufnahme geregelt. Besonders viel Eisen ist enthalten in Fleisch, Fisch, Hülsenfrüchten und dunklem Blattgemüse. Besonders hervorzuheben ist das Blattgrün von Karotten, Rote Bete, Kohlrabi und Radieschen. Sie haben richtig gelesen: das Blattgrün, nicht das Gemüse selbst, also das, was wir normalerweise entfernen und als Grünabfall wegwerfen. Sie sind viel eiweißreicher, mineralstoffreicher und vitaminreicher als ihre Rüben oder die Knolle selbst. Z. B. enthalten die Blätter der Roten Bete dreimal so viel Eisen und Magnesium, sechsmal so viel Vitamin C, siebenmal so viel Calcium, fast 200-mal so viel Vitamin A und 2.000-mal so viel Vitamin K im Vergleich zur Knolle. Verwenden Sie also ab heute das Blattgrün (am besten in Bioqualität) für Ihre Smoothies, und die Knollen und Rüben kommen als Salat oder Gemüse auf Ihren Teller. Ich verwende die Blätter auch gerne für meine Salatdressings. Einfach mit Öl und Essig usw. in den Mixer, und heraus kommt ein herrlich frisches, gesundes Dressing. Und noch etwas enthält viele wertvolle Nährstoffe, da es aber bei uns nicht bekannt ist, landet es eigentlich immer im Biomüll: Es ist der Kern der Avocado, auch er ist gesünder als die Frucht selbst. Schon die alten mittelamerikanischen Völkerstämme nutzten den Kern der Avocado als Naturheilmittel. 70 % der Antioxidantien stecken im Kern. Gewaschen lässt sich nach zwei Tagen Trocknungszeit die braune Haut entfernen. Der Kern wird mit einer feinen Reibe gerieben und im Müsli, Smoothie oder Salat verarbeitet. Das Avocadokernmehl ist leicht rötlich und schmeckt nussig. Die Mexikaner nennen es heute noch das Herz der Avocado.

Versuchen Sie, mindestens fünf Portionen Obst und Gemüse am Tag zu verzehren. Ein guter Start, um Ihren Körper zu entsäuern und zu entgiften, wäre Heilfasten. Auch schon ein Fastentag pro Woche erlaubt Ihrem Körper, sich von vielem zu befreien, Zellen zu reparieren und Ihren Körper besser zu durchbluten.

TIPP
Lassen Sie sich anstecken von der gesunden, vitalstoffreichen Lebensweise. Sie werden in kürzester Zeit eine positive Veränderung in Ihrem Wohlbefinden feststellen.

Beim Kaffee scheiden sich die Geister. Die einen sagen, Kaffee erhöht den Blutdruck, daher verstärkt er das Geräusch des Tinnitus, die anderen sagen, es mache überhaupt keinen Unterschied, ob man Kaffee trinkt oder nicht. Wahr ist, dass Kaffee mit oder ohne Milch und mit oder ohne Koffein das Darmkrebsrisiko um über 50 % senken kann, wie ein Forscherteam herausgefunden und in der Fachzeitschrift Cancer Epidemiology veröffentlicht hat. Allerdings muss man richtig viel dafür trinken, ein bis zwei Tassen senken das Risiko immerhin noch um 26 %. Koffeinhaltiger Kaffee kann jedoch Ihren Nachtschlaf erheblich stören. Da Tinnituserkrankte meist sowieso Probleme mit dem Ein- und Durchschlafen haben, sollten Sie in jedem Fall auf koffeinfreien Kaffeegenuss umsteigen.

Hilfe zur Selbsthilfe

Nun steigen wir hinab in die Tiefen des Körpers. Ich möchte Ihnen wichtige Basics vorstellen, die Sie jeden Tag, ab und zu oder auch nur ein Mal praktizieren können. Im Praxisteil im Kapitel Trainieren – Anwenden des Buches ab Seite 147 werden einige Übungen dazu vorgestellt.

Darmreinigung

Die Gesundheit beginnt im Darm, 80 % des Immunsystems werden von hier gesteuert. Er ist das größte Organ in unserem Körper, ein gesunder Darm ist die Basis unserer Gesundheit. Der Darm kann viel mehr als bisher angenommen. Er ist nicht nur eine reine Abfallverarbeitungsmaschine, sondern ist im übertragenen Sinne unser zweites Gehirn und mit diesem sogar direkt vernetzt über den Nervus Vagus. Dieser läuft längs durch unseren Körper. Durch eine Vielzahl von Botenstoffen kommunizieren Gehirn und Darm permanent miteinander. Die Darmflora wirkt regulierend auf fast alle Körperfunktionen. Neueste Studien zeigen, dass der Darm starken Einfluss auf unser Seelenleben hat und sogar unseren Gemütszustand beeinflusst. Das bedeutet, dass der Zustand unserer Darmflora mit darüber entscheidet, ob wir von Ängsten geplagt oder mutig durch das Leben gehen. Sie entscheidet mit, ob wir glücklich oder traurig sind, ob wir uns gut oder nur mit Mühe konzentrieren können und natürlich auch, ob wir eher runder oder eher schlank sind. Über den Darm und dessen Ausscheidungen machen wir uns nur ungern Gedanken, da es in unserer Gesellschaft leider ein Tabuthema ist. Dabei ist ein gesunder, ablagerungsfreier Darm so unendlich wichtig für unser Wohlbefinden. 100 Billionen Bakterien tummeln sich dort, zersetzen unsere Nahrung, räumen den Verdauungstrakt auf und schützen uns vor Krankheitserregern. Ohne diese Mikroorganismen würden wir nicht überleben.

Jetzt wundern Sie sich vielleicht, warum Sie sich bei Tinnitus im Kopf Gedanken über das andere Ende Ihres Körpers machen sollten? Haben Sie gewusst, dass sich im Darm bis zu mehrere Kilogramm Darmschlacken ablagern können? Er ist circa acht Meter lang und ergibt ausgebreitet eine Fläche von mehr als einem Tennisplatz. Rund 100 Millionen Nervenzellen sind im Darm vernetzt, genauso viele wie im Rückenmark. 30 Tonnen Nahrung und 50.000 Liter Flüssigkeit verarbeitet der Darm im Laufe eines Lebens. Da unsere Nahrung meist zu säurehaltig ist und zu wenig Ballaststoffe enthält, kommt es zu massiven Veränderungen im Bereich der Darmflora. In den Darmfalten im Enddarm setzen sich unverdaute Nahrungsreste in klebriger und harter Konsistenz ab. Mit der Zeit büßt der Darm seine Elastizität ein. Seine Arbeitsfläche verringert sich durch die »Verkrustungen«, die sich an den Darmwänden festsetzen. Ein kranker Darm macht mit der Zeit den ganzen Menschen krank. Auch Tinnitus kann ein Signal auf einen Schwelbrand im Körper sein und damit auf einen chronisch-entzündlichen Prozess hinweisen.

Mit einer Darmsanierung aktivieren Sie das Gesundheitszentrum Ihres Körpers. Ganz gleich, welche Beschwerden Sie vorher hatten, Sie werden sich anschließend immer vitaler und »leichter« fühlen. Es gibt diverse Präparate auf dem Markt. Flohsamenschalen und Heilerde binden die Schlacken und transportieren sie aus dem Körper. Zum Neuaufbau der Darmbakterienstämme benötigen Sie z. B. Prosymbioflor (natürliche Darmbakterien in inaktiver Form, in der Apotheke für ca. 20 €). Sie können zu Hause eine Enddarmreinigung mittels eines Irrigators durchführen. Das ist ein Gefäß mit Schlauch und Einführrohr (in der Apotheke erhältlich), das Sie mit lauwarmem Wasser füllen und in den Darm einführen, um diesen zu spülen. Sie können sich auch an einen Facharzt oder Heilpraktiker wenden und eine professionelle und sicherlich gründlichere Colon-Hydro-Therapie durchführen lassen, doch müssen Sie dann pro Anwendung mit ca. 60 bis 80 € rechnen.

Die Darmflora und das dort herrschende Milieu sind extrem wichtig für unser Immunsystem. Mehr als 400 verschiedene Arten von Bakterien leben im Dickdarm. Jeder Bakterienstamm hat dabei spezifische Aufgaben. Eine gesunde Darmflora kann durch eine basische Ernährung und den Verzehr von Milchsäurebakterien aufgebaut werden. Diese sind besonders in probiotischem Joghurt, Kefir und in frischem, ungekochtem Sauerkraut enthalten. Lassen Sie den Darm bei Ihrem nächsten Gesundheitscheck auf ein Leaky-Gut-Syndrom untersuchen. Durch den Verzehr von zu viel Weißmehlprodukten, Wurst und Alkohol wird die Darmschleimhaut mit der Zeit immer dünner und die Darmwände durchlässig. Eine Vielzahl von Folgeerkrankungen hat hier ihren Ursprung. Sie helfen Ihrem Darm sehr, wenn Sie z. B. 30 Minuten vor dem Essen ein Glas Wasser mit einem Esslöffel Apfelessig trinken. Es unterstützt die Verdauung, verbessert die Durchblutung und erleichtert den Stuhlgang. Apfelessig regt außerdem das Wachstum von guten Bakterien im Darm an. Sie können sich zusätzlich über anorganischen Schwefel und die Darmkur nach Dr. Dr. Karl J. Probst, Naturheilarzt und Physiker, imformieren. Die Kosten für die Stuhluntersuchung übernimmt die Krankenkasse.

Ölziehkur

Um Ihrem Körper bei der Entgiftung zu helfen, ist das Ölziehen im Mund ein effizientes Mittel, das Sie von schädlichen Keimen, Bakterien, Säuren und Giften befreit. Die Ölziehkur kommt aus dem Ayurveda, einer jahrtausendealten indischen Heilkunst. Ayurveda bedeutet übersetzt: »Wissen vom Leben«. Auf der Zunge finden sich an speziellen Punkten, ganz ähnlich wie bei den Reflexzonen an den Füßen, die verschiedenen Organe wie Herz, Lunge, Magen, Nieren, Darm usw. wieder. Das tägliche Ölziehen wirkt nicht nur vorbeugend, durch die Mobilisierung der Selbstheilungskräfte ist diese Heilmethode auch bei bereits chronischen Erkrankungen wirksam. Trinken Sie nichts, bevor Sie mit der Anwendung beginnen, sonst befördern Sie das, was Sie eigentlich loswerden wollten an Keimen und Belägen, in den Körper und nicht aus dem Körper heraus. Außerdem sollten Sie die Zunge vorher mit einem Zungenspatel reinigen.

Anwendung: Gleich morgens nach dem Aufstehen nehmen Sie ca. 1 Teelöffel bis 1 Esslöffel hochwertiges, kalt gepresstes Pflanzenöl (Kokosöl oder Sesamöl schmeckt am besten) in den Mund und ziehen und spülen das Öl saugend durch Ihren Mundraum. Idealerweise 20 Minuten, wenn Sie morgens nicht so viel Zeit haben, nützen Ihnen auch schon wenige Minuten, um den gesundheitsfördernden Aspekt zu spüren. Spucken Sie das Öl am Ende nicht in das Waschbecken, es würde sonst mit der Zeit verstopfen. Spucken Sie das mittlerweile dünnflüssigere und eventuell weißere Öl in ein Taschentuch oder direkt in den Abfalleimer. Spülen Sie anschließend den Mund gut mit Wasser, spucken immer wieder aus und putzen dann die Zähne gründlich. Sie können auch die Zähne direkt mit Kokosöl putzen, Sie werden staunen, wie viel weißer sie werden. Natürlich kostet es anfangs etwas Überwindung, aber nach und nach gewöhnen Sie sich daran, und bald gehört es zu Ihrem täglichen Morgenritual. Es tut Ihnen vielleicht so besonders gut, dass Sie bald auch tagsüber das Bedürfnis haben, mit Öl zu spülen.

Basenbad

Mit einem Basenbad durch die Zugabe eines entsäuernden Basenpulvers in Ihr Badewasser tun Sie Ihrem Körper sehr viel Gutes. Die Badezeit sollte mindestens 40 Minuten dauern, da die Entsäuerung durch das Basenwasser erst nach ca. 30 Minuten einsetzt, längstens jedoch eine Stunde. Anfangs können Sie zwei bis drei Mal pro Woche in die Wanne steigen, später dann nur noch einmal pro Woche. Sie finden fertige Basenbad-Mischungen in den Drogeriemärkten und der Apotheke, oder Sie stellen sich ein günstiges Basenbad durch handelsübliches Natron (aus dem Supermarkt zum Backen) selbst her. Hierzu geben Sie 100 g Natron in Ihr Badewasser. Sie können auch etwas weniger hineingeben und die nasse Haut mit Natronpulver abreiben. So entfernen Sie abgestorbene Hautschuppen, regen die Durchblutung an und entsäuern über Ihre gereinigte Haut noch besser. Nach dem Baden nicht abduschen und keine zusätzlichen Reinigungsmittel verwenden, um den Effekt des Heilbades zu erhalten.

Cremen Sie sich nur mit reinem Kokosöl oder einer basischen Körperlotion ein. Wenn der Körper Säure über die Haut ausscheidet, ist das für ihn ein anstrengender Vorgang. Sie werden merken, wie entspannt und müde Sie nach so einem Bad sind, am besten gehen Sie anschließend gleich ins Bett.

Sauna

Wenn Sie die Hitze in der Sauna nur halbwegs aushalten können und dem Schwitzen nicht ganz abgeneigt sind, dann gehen Sie regelmäßig in die Sauna. Schwitzen ist so gesund, dass wir es eigentlich (wie die Finnen) immer und immer wieder tun sollten. Beim Schwitzen in der Sauna reinigen Sie Ihren Körper und befreien ihn von Schadstoffen. Sauna wirkt abhärtend, entspannend, schmerzlindernd, und es wird sogar berichtet, dass Depressionen damit einen positiveren Verlauf nehmen. Sauna tut uns einfach gut, und man fühlt sich hinterher großartig. Wenn Sie es irgendwie einrichten können, dann saunieren Sie einmal pro Woche. Schon bald werden Sie den Unterschied in Ihrem Wohlbefinden spüren.

Richtig atmen

Von Geburt an tun es alle ganz von allein, permanent und meist unbewusst. Mit dem Atmen halten wir uns am Leben. Der Körper benötigt Sauerstoff. Jeder Körperteil und jede Funktion in unserem Körper ist abhängig von Sauerstoff. Unsere Atmung beeinflusst unsere Körperfunktionen auf viele verschiedene Arten. In den Lungenbläschen holt sich das Blut den eingeatmeten Sauerstoff und lädt gleichzeitig Ballast (Kohlendioxyd) ab, der dann mit der Atmung ausgeatmet wird. Die Atmung ist lebensnotwendig, und trotzdem schenken ihr die meisten von uns viel zu wenig Aufmerksamkeit. Ungesunde Atemmuster wie eine flache Atmung versorgen uns nicht mit ausreichend Sauerstoff. Die Atmung beeinflusst den Schlaf, die Stimmung, die Verdauung, das Herz, das Nervensystem, die Muskeln und das Gehirn. Wir als Tinnitusbelastete müssen alles dafür tun, dass wir entspannt sind und unser Stresslevel niedrig bleibt. Wenn Sie z. B. durch den Mund und flach atmen, dann atmen Sie permanent auf Sparflamme. Das bedeutet für den Körper ein Signal der Atemnot, das Stress verursacht. Verspannungen im Schulter- und Nackenbereich und Verklebungen im Bindegewebe können die Folge sein.

Es ist sehr sinnvoll, sich mit der Atmung zu beschäftigen. Bei einer flachen Atmung gelangen nur sieben bis zehn Liter Sauerstoff pro Minute in den Organismus, wohingegen ein tiefes Durchatmen eine Versorgung mit 50 bis 75 Litern gewährleistet. Wenn Sie richtig atmen, werden Sie automatisch energiegeladener sein. Die Zellen benötigen Sauerstoff, um richtig zu funktionieren. Der erste Schritt zum gesunden Atmen ist, ihn wahrzunehmen. Bewusstes tiefes Atmen polt den Körper sofort auf Erholung.

1. Atmen Sie, wenn möglich, immer durch die Nase ein und nicht durch den Mund. In der Nase wird die hereinströmende Luft auf die richtige Temperatur gebracht und befeuchtet. Grobe und feine Partikel werden herausgefiltert, Viren und Bakterien werden bis zu 99 % gestoppt.
2. Atmen Sie tief und entspannt. Am hinteren Ausgang der Nase befindet sich der Eingang zur Ohrtrompete, die die wichtige Belüftung des Mittelohres ermöglicht. Bestimmte Muskelgruppen am Naseneingang regulieren die Weitstellung. Die Intensität des Strömungscharakters wirkt auf den Schwellungszustand. Benutzen Sie Ihr Zwerchfell zum Atmen. Je tiefer Sie aus dem Bauch heraus atmen, desto besser.
3. Atmen sie lange aus. Beobachten Sie Ihren Atem, wie er kommt und geht, wie bei einer Meditation. Versuchen Sie herauszufinden, wie lange Ihre Atemlängen sind. Zählen Sie mit beim Atmen, »eins, zwei, drei« usw., oft ist die Ausatmungsphase kürzer als die Einatmungsphase. Richten Sie deshalb Ihre Aufmerksamkeit aufs Ausatmen und verlängern Sie diese Phase, z. B. von drei auf fünf und weiter auf sieben, so werden sich die Lungen wirklich leeren.

Durch den natürlichen Atemimpuls wird die Atmung tiefer und gleichmäßiger, mehr schädliches Kohlendioxyd kann Ihren Körper verlassen. Atemübungen und bewusstes Atmen reduzieren nachweislich sofort den Stress in Ihrem Körper. Sobald Sie angespannt oder aufgeregt sind, nehmen Sie sich einen kurzen Moment und atmen den Stress weg. Probieren Sie es aus, es funktioniert! Wenn Sie jetzt denken: »Das Atmen muss ich nun wirklich nicht neu lernen«, machen Sie sich bewusst, dass ohne Sauerstoff nach etwa drei Minuten die ersten Gehirnzellen absterben. Wenn Sie Ihrem Körper durch Flachatmung ein Leben lang ungenügend Sauerstoff zuführen, hat das Auswirkungen auf Ihren gesamten Organismus und Ihre Lebenszeit. Der Atem spielt für unsere Selbstheilungskräfte eine tragende Rolle.

Atemübung

A-L-I, Atmen-Lächeln-Innehalten, ist eine kleine Achtsamkeitsübung, die uns sofort zentriert und innere Weite schafft. Drei Atemzüge reichen für eine Minipause, in der Sie Körper und Geist verbinden und sich durch das Lächeln auf »positiv polen«. Atmen Sie dreimal tief ein, entspannen Sie Ihre Gesichtsmuskeln, lächeln Sie und halten dann kurz inne. Probieren Sie es am besten gleich aus!

Aromatherapie

Natürliche Aromen wirken ganzheitlich auf Körper und Seele. Die Anwendung von ätherischen Ölen geht bis in die Zeit um 3.000 vor Christus zurück. Diese uralte Heilkunst findet heute immer mehr Beachtung in der modernen Medizin. »Ätherische Öle wirken antioxidativ, können freie Radikale abfangen und Entzündungen bekämpfen«, so der emeritierte Professor der Chemie, Dietrich Wagner, TU München. Die Duftstoffe wirken auf die Schleimhäute in der Nase und lösen dort mittels Rezeptoren Impulse aus, die über Nervenbahnen an das Gehirn geleitet werden. Die Gehirnregion, die die Gefühlsreaktionen auf die Umwelteinflüsse steuert, steht in enger Beziehung zur Hormonproduktion und dem Immunsystem unseres Körpers. Unser Gehirn speichert alle Empfindungen, Eindrücke, Bilder und ruft sie bei Bedarf wieder ab. Wenn Sie also immer den gleichen Duft (z. B. Lavendel) bei Ihren täglichen Entspannungsübungen benutzen, dann speichert der Körper Lavendel = Entspannung. Wann immer Sie dann Lavendel riechen, wird dieser Duft Ihnen Ruhe vermitteln. Suchen Sie sich aus der breiten Palette die Düfte heraus, die Ihnen angenehm sind. Nutzen Sie die Kraft der Naturöle, um Ihre Selbstheilungskräfte anzuregen und Ihre Lebenskraft zu stärken. Sie können die Öle mit einer neutralen Creme oder Alkohol mischen und auf die Haut auftragen, in einer Duftlampe vernebeln oder in die Badewanne geben (dann benötigen Sie als Emulgator zusätzlich eine Tasse Milch oder Sahne).

Aromaöl auf ein Taschentuch zu tropfen und einzustecken, ist ein wunderbar duftender Begleiter. Wann immer Sie das Bedürfnis haben, können Sie daran riechen. Beim Schreiben dieses Buches habe ich einen bestimmten Duft benutzt. Sobald ich ihn wahrnahm, war mein Gehirn auf »Arbeit« eingestellt, und ich konnte mich besser konzentrieren und klarer denken. Entspannende und krampflösende Aromaöle sind z. B. Jasmin, Lavendel, Neroli, Melisse, Rose und Sandelholz.

Ohrmassage

Massieren Sie täglich Ihre Ohren. Massagen erhöhen die Blutzufuhr im Gewebe, gestaute Lymphflüssigkeit wird schneller abtransportiert. Legen Sie Ihre Hände auf beide Ohren und massieren Sie mit leichtem Druck kreisförmig diesen Bereich. Massieren Sie auch hinter dem Ohr und vorne am Tragus (kleiner Knorpelteil am Eingang des Gehörkanals, der Teil, den man ins Ohr drückt, wenn man sich die Ohren zuhält). Massieren Sie mindestens solange, bis das Ohr gut durchblutet und warm ist. Ziehen Sie das Ohr in alle Richtungen und streichen es mit dem Daumen nach außen hin aus. Massieren Sie auch immer etwas den Schädel mit, es fühlt sich gut an und man wird wacher. Sie können das gleich morgens beim Aufstehen erledigen (z. B. während der Ölziehkur) und den Nacken und die Schultern mit einbeziehen. Ein guter Schuss Franzbranntwein oder Tigerbalm auf die Handflächen und mit einreiben – das wirkt belebend und durchblutungsfördernd.

Ohrkerzen

Naturvölker wenden die heilende Kraft der Ohrkerzen seit Hunderten von Jahren an. Sie sind ein reines, von Hand hergestelltes Naturprodukt aus Naturgewebe mit Bienenwachs und je nach Sorte mit verschiedenen Heilpflanzen. Sie können leicht zu Hause angewandt werden. Ohrkerzen werden beim entspannten Liegen auf der Seite in den äußeren Gehörgang eingeführt und angezündet. Zuvor wird das Ohr mit einer leitenden Creme (z.B. APM-Creme) massiert und die Schultern und der Kopf mit einem Tuch abgedeckt. Eine Ohrkerzenbehandlung stärkt die Selbstheilungskräfte und fördert durch die Anregung des Lymphflusses den Ausscheidungsprozess. Die Gewebeatmung verbessert sich. Probieren Sie das Ganze aus mit beruhigender Musik und einem aufmerksamen Menschen an Ihrer Seite, der das Abbrennen der Ohrkerze überwacht. Ohrkerzen kosten ca. 1 € pro Stück. Auch naturheilkundliche Praxen, Heilpraktiker und sogar manche Wellness-Kosmetikstudios bieten die Ohrkerzentherapie an. Ohrkerzenbehandlung an beiden Ohren gibt es ab ca. 20 €.

Schröpfen

Diese Behandlungsmethode ist mehr als 5.000 Jahre alt. Dabei wird heutzutage ein Schröpfglas mit einer Vakuumpumpe auf unversehrte Hautstellen gesetzt und die darunterliegende Haut angesaugt. Der Therapeut wählt den Ort nach Tastbefund, je nach Wahl der Lage werden auch die inneren Organe über die sogenannten »Headschen Zonen« beeinflusst. Der Unterdruck im Gewebe fördert die Durchblutung, regt den Lymphfluss und damit die Selbstheilungskräfte an. Botenstoffe, die Schmerzen und Krämpfe verursachen, werden schneller ausgeschieden. Entzündliche Stellen im Körper werden zur Selbstheilung angeregt. Schröpfen, z.B. im Nackenbereich, verbessert die Durchblutung im Innenohr. Schröpfgläser gibt es in der Größe von vier Zentimetern ab 5 € im Internet und in der Apotheke.

Sie können sich sehr gut zu Hause selbst schröpfen und auch eine Schröpfmassage durchführen, indem Sie die Haut vorher etwas einölen, um dann das aufgesetzte Schröpfglas mit Unterdruck langsam über die Haut zu ziehen. Das Schröpfen hinterlässt eine Art Bluterguss auf Ihrer Haut. Der gesamte Bereich wird entschlackt. Durch diesen Reiz wird der körpereigene Reparaturmechanismus aktiviert. Die Schröpftherapie wird in naturheilkundlichen Arztpraxen und beim Heilpraktiker angeboten. Die Kosten werden von der Krankenkasse nicht übernommen, Sie müssen mit ca. 25 € pro Behandlung rechnen.

Blutegel

Die Blutegel-Therapie ist ein Verfahren aus der Naturheilkunde und bereits seit mehr als 2.000 Jahren bekannt. Im letzten Jahrhundert ist sie aufgrund immer neuerer und modernerer Therapien etwas in Vergessenheit geraten. Schade, denn Blutegel haben für uns einen enormen gesundheitlichen Nutzen. Sie sind eigentlich ein medizinischer Segen. Der Speichel der kleinen Sauger ist gefüllt mit mehr als 20 Wirkstoffen. Sie wirken gefäßerweiternd, durchblutungsfördernd, entgiftend, entstauend, krampflösend und schmerzstillend. In Deutschland gelten sie als zulassungspflichtiges Fertigarzneimittel und unterliegen strengen Qualitätsstandards und Hygienebestimmungen. Auch wenn Sie sich vielleicht sehr davor ekeln, diese kleinen Saugwürmer an Ihre Haut zu lassen, das Verfahren ist nicht schmerzhaft, und die Tiere bewegen sich kaum auf der Haut. Sie spüren vielleicht ein kleines Ziehen wie bei einem Mückenstich, mehr aber nicht. Der Blutegel saugt sich mit Blut voll und sondert dabei seinen heilsamen Speichel ab. Bis er satt ist, kann das 20 Minuten oder auch 2 Stunden dauern, dann lässt er selbst los. Es bleibt eine kleine Wunde, die bis zu zwölf Stunden leicht nachbluten kann. Bei Tinnituspatienten setzt man mehrere Egel im Nacken und Ohrbereich an. Die Kosten werden nicht von der Krankenkasse übernommen. Sie müssen mit ca. 60 € für eine Behandlung rechnen. Naturheilkundliche Praxen bieten diese Therapieform an.

Massage

Gerade für Menschen, die sich schlecht selbst entspannen können, hat eine sanfte Massage eine wohltuende Wirkung. Die Muskulatur und das Bindegewebe werden sofort besser durchblutet, Verspannungen, Verhärtungen und Verklebungen werden gelöst, der Schmerz reduziert sich. Es gibt Wellness- und medizinische Massagen, das Angebot ist riesig. Der Grundpreis für eine Massage beginnt ab ca. 1 € pro Minute. Sie können sich zu Hause auch selbst massieren. Es gibt sehr gute Massagegeräte auf dem Markt, Matten, auf die man sich legen kann, oder zur Teilmassage z. B. ein Nackenmassagegerät (ab 30 €), je nach Geldbeutel und Gusto. Alle Massagegeräte haben eines gemeinsam: Sie geben Ihnen eine kurze Auszeit von Ihrem Tinnitus. Das Geräusch in Ihrem Kopf wird durch den Motor und die Geräusche der Rotationen meist überdeckt. Besonders effizient sind Klopfmassagegeräte. Durch die Vibrationen lockert sich das Gewebe gut auf (ab ca. 40 €). Manuell können Klopfmassagen mit sogenannten Bongern durchgeführt werden. Durch flexible Stäbe werden die kugelförmigen Massageköpfe in Schwingung versetzt, damit klopft man seinen Körper ab. Durch die längen Stäbe erreicht man auch gut den Rücken (ab 15 €).

Bewegung

Sport generell fördert die Durchblutung und baut Stress ab. Gehen Sie am besten in ein Fitnessstudio, dort können Sie in Ruhe und nach Ihrem Tempo trainieren. Ich bin zwar kein großer Freund von diesen Hallen, aber dort gibt es die besten Geräte, und seit ich regelmäßig trainiere, geht es mir allgemein einfach besser.

Trainieren Sie besonders Bauch-, Rücken- und Nackenmuskulatur und dehnen Sie sich! Das verbessert die Haltung, richtet Sie auf und baut Verspannungen ab. Jedes Studio stellt Personaltrainer bereit, lassen Sie sich Geräte und Übungen zeigen.

Dehnen und Übungen gegen Verspannungen im Nacken-Schulter-Bereich kann man auch wunderbar zu Hause machen, z.B. mit der Franklin-Methode®. Diese wurde 1994 von Eric Franklin erfunden und wird heute weltweit unterrichtet, u.a. an den Universitäten in Wien, Köln, Karlsruhe und an der Juilliard School in New York. Die Franklin-Methode® ist führend in der angewandten Neuroplastizität (darunter versteht man die Eigenschaft von Nervenzellen und ganzen Hirnarealen, laufende Prozesse in ihrer Funktion und Anatomie zu optimieren und diese dadurch zu verändern). Mit der Franklin-Methode® kann man seine eigenen Körperfunktionen, unterstützt durch die Kraft der Imagination, verbessern, indem man sich die Umwandlungskräfte des Geistes nutzbar macht.

Laut Eric Franklin ist die Formbarkeit unseres Gehirns eine der größten Entdeckungen des 21. Jahrhunderts. Da wir ja mittlerweile wissen, dass unser Tinnitus im Gehirn entsteht, ist diese Methode ein perfekter Ansatz, um Veränderungsprozesse in Gang zu setzen. Die Franklin-Methode® lehrt eine dynamische Körperstellung und zeigt, wie man sich mit maximaler Leistungsfähigkeit bewegen sollte, um den Körper voller Energie und jung zu halten. Die Franklin-Methode® schafft dauerhafte und positive Veränderungen für Körper und Geist. Es gibt viele Videos von dieser Methode auf www.youtube.com in Deutsch und Englisch. Außerdem kann man sich auf der offiziellen Internetseite für den Zugang zur Gratis-Videobibliothek anmelden. Mit der Franklin-Methode® können Sie auch Ihre Nackenmuskulatur in kürzester Zeit entspannen und lösen. Die Übungen sind einfach und machen Spaß. Ich bin ein großer Fan dieser Übungen, schauen Sie unter www.franklin-methode.ch

Yoga

Mit Kraft und Anmut aus dem Herzen leben – Yoga ist nicht einfach nur die Anwendung bestimmter Körperhaltungen (Asanas). Yoga ist eine Lebenseinstellung. Yoga zu leben beinhaltet, Reinigungsrituale durchzuführen, Atemtechniken und Meditation zu praktizieren und ein bewusstes Leben mit spiritueller Entwicklung zu führen. Das traditionelle Ziel des Yoga ist das Loslassen von Erwartungen und Zwängen und die Hinwendung zu einem friedlichen, leichten und achtsamen Leben. In Volkshochschulen und Fitnessstudios werden Yogakurse angeboten. Wenn Ihnen das Freude macht, sollten Sie tiefer in das Thema einsteigen und sich weiteres Wissen aneignen.

Thai Chi

Thai Chi wird in der Traditionellen Chinesischen Medizin als gesundheitsfördernde und erhaltende Methode eingesetzt. »Begegne dem Angriff mit Ruhe, überwinde die Härte mit Weichheit«, das ist das Prinzip des asiatischen »inneren« Kampfsports Thai Chi. Aus diesem Sport leiten sich die Bewegungen ab, die ein bisschen wie Schattenboxen aussehen, aber ganz elegant, ruhig, fließend und fast schwebend sind. Richtig ausgeführt gehört Thai Chi zu den gesündesten Sportarten überhaupt. Es verbessert die Balance und ist extrem entspannend. Thai Chi ist Heilgymnastik, Körpererfahrung und Bewegungsmeditation. In China ist Thai Chi Volkssport, man sagt, es lässt die Lebensenergie (Qi) leichter fließen. Zu den konzentrierten Übungen kommt die achtsame Atmung, das stärkt die Nerven und bringt Energie in den Kreislauf. Thai Chi lässt uns schmerzfreier und beweglicher werden. In China wird Thai Chi seit Jahrzehnten zur Prävention und Unterstützung des Heilungsprozesses verschiedenster Krankheiten eingesetzt. Viele Krankenkassen zahlen Zuschüsse zu den Kursgebühren, es gibt auch sehr gute DVDs für Übungen zu Hause und Gratistutorials auf youtube.com

Qigong

Qigong ist eine chinesische Konzentrations- und Bewegungsform, die den Körper stärkt und den Geist beruhigt. Die Energie im Körper wird harmonisiert und stabilisiert. »Qi« bedeutet Lebensenergie, Vitalität, Beseeltheit, »Gong« Pflege, Arbeit, beharrliches Üben. Zusammengesetzt bedeutet es Energiearbeit. Qigong gibt es, so Vermutungen, seit über 3.000 Jahren. Dokumentiert wurden die ersten Körperübungen zur Verbesserung und Erhaltung der Gesundheit bereits 200 vor Christus. Qigong wird verstanden als Lebenspflege und Lebenskunst, welche die Bildung einer positiven Persönlichkeit verstärkt. Die Krankenkasse bezuschusst Kurse für Qigong. Es gibt auch sehr gute DVDs zum Erlernen zu Hause, oder Sie schauen auf youtube.com.

Heileurythmie

Heileurythmie ist eine alternative Heilmethode, die mit Bewegung arbeitet. Der Begriff kommt aus dem Altgriechischen »eu« = gut, richtig, und »Rhythmos« wird übersetzt mit Rhythmus, Gleichklang. Das bedeutet in der Zusammensetzung Gleichklang in der Bewegung, also gute oder schöne Bewegung. Die Heileurythmie wurde entwickelt von Rudolf Steiner (1861–1925), dem Begründer der Anthroposophie (esoterische Weltanschauung, Altgriechisch *ánthrōpos* »Mensch« und *sophía* »Weisheit«). Sie ist darauf ausgerichtet, den Körper innerlich und äußerlich wieder in Einklang zu bringen. Studien haben die Heilkraft dieser Bewegungsübungen vielfach belegt. Der Therapeut setzt Sprache, Gebärden und Musik ein und überträgt sie in speziell gestaltete Bewegungen für den Patienten. Bei diesen Übungen richtet sich der Körper automatisch auf, man lernt, sich »unten« mit der Erde zu verwurzeln und »oben« ganz in seiner Größe zu sein. Die Heileurythmie entlastet die Dynamik der Krankheit und führt so zu einer Symptomreduzierung. Heileurythmie bieten u. a. Heilpraktiker an, bei einer Einheit müssen Sie mit ca. 60 € rechnen.

»Der Arzt verbindet deine Wunden, dein innerer Arzt wird dich gesunden.«

PARACELSUS, ARZT, ALCHEMIST, ASTROLOGE UND PHILOSOPH, 1493 ODER 1494–1541

ÜBERPRÜFEN – STABILISIEREN

Sie haben Ihre Lebensweise überprüft, und Ihr Körper hat begonnen zu entgiften und zu entsäuern. Nun benötigt er weitere Heilwerdungsanstöße, um sich neu auszubalancieren.

Das leidige Thema Schlaf

Fast alle Tinnitusbetroffenen klagen über Einschlaf- und Durchschlafprobleme. Und das ist wirklich ein Problem! Schlaf ist schließlich die größte Quelle für Gesundheit, Lebensenergie und Leistungsvermögen. Wenn man abends nicht einschlafen kann oder nachts immer wieder aufwacht, um danach wieder schwer einzuschlafen, dann wird mit der Zeit das Zubettgehen zur Qual und die Schlafstörungen zur gesundheitlichen Gefahr. Wer nicht regelmäßig und genügend schlafen kann, der ist tagsüber müde, fühlt sich wie zerschlagen und ist weniger leistungsfähig. Früher ins Bett zu gehen nützt dann meist wenig, man ist nur eher wieder wach. Das fördert die Angst, nicht schnell wieder einschlafen zu können.

Grundsätzlich sollte man als Tinnituskranke oder -kranker früh, aber nicht zu früh ins Bett gehen. Die Decke und der Schlafanzug sollten nicht zu dünn und nicht zu dick sein. Ein nächtliches starkes Schwitzen/Frieren würde Sie wecken. Die Temperatur im Zimmer sollte bei ca. 16 bis 18 Grad liegen, sorgen Sie für ausreichend Frischluftzufuhr. Wenn Sie einen Bettpartner oder -partnerin haben, der/die sehr unruhig schläft und/oder schnarcht, können getrennte Schlafplätze wahre Wunder bewirken. Vor dem Schlafengehen sollten Sie keine anstrengenden oder aufregenden Tätigkeiten durchführen. Abgedunkeltes, gedämpftes Licht in der letzten Stunde vor dem Schlafengehen verstärkt die Müdigkeit und wirkt schlaffördernd. Alles, was Sie für Ihren gesunden Schlaf tun, ist genesungsfördernd und stärkend. Jede Nacht, in der Sie schlecht schlafen, ist eine verlorene Nacht für Ihre Gesundheit. Wie wichtig ein guter Schlaf für unser Wohlbefinden ist, ist unbestritten.

Wie soll ich mich betten?

Im Folgenden nenne ich Ihnen einige Maßnahmen, die Sie ergreifen bzw. die Sie im Blick behalten sollten, wenn Ihr Schlaf unruhig geworden ist. Sie können diese auch jeweils einzeln ausprobieren. Finden Sie heraus, womit Sie Ihrer Gesundung wieder ein Stückchen näher kommen!

Schlaftee (in der Apotheke mischen lassen): 20 g Weißdornblüten, 25 g Hopfenzapfen, 15 g Lavendelblüten, 30 g Melissenblätter, 10 g Rosenblätter oder -knospen. 1 Teelöffel der Teemischung mit einer Tasse kochendem Wasser übergießen und 10–15 Minuten zugedeckt ziehen lassen. Diesen Tee noch warm und schluckweise vor dem Schlafengehen trinken.

Natürliche Schlafmittel: Schüßler-Salze Nr. 6 und 11, jeweils fünf Stück im Mund zergehen lassen. Sie sollten 15 Minuten vorher und nachher weder essen noch trinken (Wasser ausgenommen).

Schlaftrunk: Schüßler-Salze Nr. 7, 11 und 21, je fünf Tabletten mischen und mit heißem Wasser übergießen (zum Umrühren keinen Metalllöffel verwenden) und circa eine Stunde vor dem Schlafengehen langsam trinken, dabei jeden Schluck etwas im Mund behalten.

Solunat Nr. 4: Nachts 1 x 5 Tropfen wirken entkrampfend und beruhigend und fördern einen tiefen Schlaf. Sollten Sie nachts erwachen, können Sie weitere fünf Tropfen einnehmen, bis zu einer Maximaldosis von 15 Tropfen pro Nacht.

Ätherische Öle mit beruhigender, schlaffördernder Wirkung: Lavendel-, Melissen-, Neroli-, Orangen-, Rosen-, Honig-Öl 5–10 Tropfen in eine Duftlampe geben, je nach Raumgröße.

Zum Schlafen muss der Körper herunterfahren und bedient sich dazu in der Regel eines natürlichen schlaffördernden Mittels: Das Hormon Melatonin, das vom Körper selbst produziert wird, fördert das schnelle Einschlafen und Durchschlafen und wird deshalb auch »Sandmännchen-Hormon« genannt. Es steuert den Schlaf-Wach-Rhythmus. Ist dieser gestört, kann die Einnahme eines Melatoninpräparats hilfreich sein. Das aus dem Melatonin weiterentwickelte Melachron ist ein reines Melatoninpräparat, allerdings setzt es seinen Wirkstoff zeitversetzt frei. 1/3 gleich bei der Einnahme und 2/3 erst langsam, sodass der Körper für ca. 6 bis 8 Stunden mit Melatonin versorgt ist. Eine Kombination beider Präparate kann sinnvoll sein. Z. B. eine Tablette Melatonin (5 mg) und eine Tablette Melachron (3 mg) 30 Minuten vor dem Zubettgehen. Melatonin (5 mg) gibt es u. a. als VitaBasix® (60 Kapseln für unter 30 €).

Schlafposition: Haben Sie gewusst, dass eine falsche Schlafposition Tinnitus auslösen kann? Alle Menschen, die auf dem Bauch mit dem Gesicht nach unten schlafen, verursachen durch diese nächtliche Lagerung eine stundenlange Belastung auf den Unterkiefer. Dadurch kann der Unterkiefer verschoben werden und eine Fehlstellung auslösen. Beim Schlafen muss der Unterkiefer unbedingt frei sein.

Kopfkissen: Ich schlafe seit geraumer Zeit auf einem Sanapur®-Kissen. Dieses Kissen hat in der Mitte ein Loch, d. h. in Seitenlage liegt das Ohr frei und das Kissen verursacht somit keinen Druck auf den Gehörgang. Kein Druck und kein Verschließen des Gehörgangs bedeuten weniger Geräusche! Außerdem kann man dieses Kissen durch zwei mitgelieferte Auflagen in drei verschiedene Höhen einstellen, sodass die Wirbelsäule gerade auf der Matratze aufliegen kann. Dieses Kissen begleitet mich überallhin, man kann es prima zusammenrollen. www.sanapur.de, Kosten: ab ca. 130 €.

Matratze: Immer und immer wieder wurde ich beim Besuch von diversen Therapeuten bei der Schilderung meiner Beschwerden nach meinem Kopfkissen und der Matratze gefragt. Da beides relativ neu und für mich gut war, habe ich lange Zeit nicht daran geglaubt, etwas verändern zu müssen. Erst eine Steißbeinentzündung, die einfach nicht besser werden wollte, zwang mich dazu, noch einmal über mein Schlafequipment nachzudenken. Entschieden habe ich mich dann für einen Topper von Tempur®. Er ist aus viscoelastischem, thermoaktivem Gewebe, das sich optimal dem Körper anpasst und den Druck nimmt. Schwere Körperpartien wie Schulter oder Gesäß können einsinken, während Lenden-, Hals- und Nackenbereich aktiv gestützt werden. Als Folge davon entspannt sich die Muskulatur in der Nacht optimal. Den Topper legt man einfach auf seine eigene Matratze obenauf. Die Anschaffung liegt bei ca. 500 €. Es ist eine Investition in Ihre Schlafqualität, die sich wirklich lohnt.

CDs und Apps für ein besseres Einschlafen: Wenn Sie nachts durch Ihr Geräusch im Ohr nicht einschlafen können, sollten Sie unbedingt für eine ablenkende Geräuschkulisse sorgen, sich dann darauf konzentrieren und nicht auf Ihren Tinnitus. Das können Naturklänge sein, aber es gibt auch spezielle Audio-CDs und MP3-Downloads, die Sie auf Basis von autogenem Training und Meditation in den Schlaf begleiten. Sie müssen selbst herausfinden, was für Sie am angenehmsten ist. Wann immer Sie nicht einschlafen können, legen Sie Ihr Handy, iPad, iPod (auf Flugmodus und Lautsprecher geschaltet) neben sich oder stellen den CD-Player an Ihr Bett und lauschen den leisen Klängen und dem Sprecher. So gleiten Sie langsam in den Schlaf. Anfangs müssen Sie das Programm vielleicht zwei- oder dreimal anhören, bis sie einschlafen, mit der Zeit entspannt sich Ihr Körper schneller, sobald Sie die nun vertrauten Klänge oder Texte hören. Schnell sind Sie daran gewöhnt, Ihr Gehör auf etwas anderes zu konzentrieren und nicht auf das Geräusch in Ihrem Kopf. Für den Einkauf von

CDs geben Sie in die Suchleiste Ihres Browsers den Begriff »Einschlafen« ein. Gratistutorials finden Sie auf youtube.com

Alkohol: Alkoholische Getränke wirken sich negativ auf unseren Schlaf aus. Sie verringern über Nacht den für uns so wichtigen Traumschlafanteil (REM-Phase). Die Einschlafzeit verkürzt sich zwar unter Alkoholeinfluss, doch im Laufe der Nacht stört der Alkohol den Traumschlafanteil erheblich, dies wurde in diversen Studien immer wieder bestätigt. Wir wachen dann auf, auch wegen Harndrang, da Alkohol dem Körper Wasser entzieht. Wenn Sie Schlafprobleme haben, sollten Sie Ihren Alkoholkonsum in Ihre Betrachtungen mit einfließen lassen.

Wie soll ich sitzen?

Richtig zu sitzen ist Gesundheitsvorsorge. Rücken, Halswirbelsäule und Tinnitus, das hängt ganz eng zusammen, im wahrsten Sinne des Wortes. Rückenschmerzen, Nackenverspannungen, das kennen wir alle. Über- und Fehlbelastungen können Blockierungen der Halswirbelsäule und des Kreuzdarmbeingelenks (Iliosakralgelenk) verursachen, alles hängt im Körper miteinander zusammen und reagiert aufeinander.

Die Wirbelsäule ist eine Gliederkette. Sie federt Erschütterungen und andere äußere Einwirkungen, vor allem durch ihre doppelt s-förmige Krümmung, ab. Die Wirbelkörper sind im Bereich der Lendenwirbel größer, stabiler und tragfähiger, als es im Vergleich die viel kleineren Halswirbel sind. Die Lendenwirbelsäule hat für uns eine Trage- und Stützfunktion, die Halswirbelsäule ist ganz für flexible Bewegungen da. Stabilisiert wird die Wirbelsäule von einer schützenden Muskelhülle. Störungen im Bereich der Lendenwirbelsäule können sich bis in die Halswirbelsäule auswirken und umgekehrt. Ob es bei Ihnen einen Zusammenhang zwischen Ihrer Wirbelsäule und Ihrem Tinnitus gibt, muss im

Einzelnen untersucht werden. Es lohnt sich in jedem Fall einmal, sein Arbeitsumfeld »rückengerecht« unter die Lupe zu nehmen, denn starre Stühle machen uns starr!

Empfehlung für körpergerechtes Sitzen

- Setzen Sie sich immer ganz nach hinten auf den Stuhl, sodass Ihr Rücken die Lehne berührt
- zwischen Kniekehle und Sitzvorderkante sollten noch 2 bis 3 Fingerbreit Platz verbleiben
- die Sitzhöhe muss so eingestellt sein, dass Ober- und Unterschenkel einen rechten Winkel bilden
- die Armlehnen müssen so eingestellt sein, dass Ober- und Unterarm einen rechten Winkel bilden
- die Rückenlehne muss so eingestellt sein, dass sie Sie beim aufrechten Sitzen wirksam stützt.

Setzen Sie sich auf Ihre Sitzbeinhöcker, das ist der unterste knöcherne Teil des Beckens (der Teil, den man spürt, wenn man auf einem harten Stuhl sitzt), und stehen Sie zwischendurch immer mal wieder auf, sofern das möglich ist. Die Regel sollte sein: 50 % sitzen, 25 % stehen, 25 % bewegen, das bringt den Vorteil, dass Ihre Bandscheiben dadurch abwechselnd be- und entlastet werden. Ihre Muskulatur bleibt dynamisch aktiv, das begünstigt die Sauerstoffversorgung des Gehirns, und unser kreatives Leistungsvermögen steigert sich.

Kleine Einführung in die Anatomie

Wir betrachten uns nun von oben nach unten und schauen, wo wir mit kleinen Schritten Veränderungen herbeiführen können.

Blick nach oben

Der Kopf wird von der Halswirbelsäule getragen, er wiegt ca. 4 bis 6 Kilogramm. Der Kopf ist nur dann frei beweglich, wenn er genau aufrecht auf der Wirbelsäule sitzt. Um dieses große Gewicht zu tragen, sind die Hals-, Schulter- und Rückenmuskeln ständig im Einsatz. Sie gleichen die relativ geringe knöcherne Stabilität der Halswirbelsäule aus. Jeder Zentimeter, den der Kopf zu weit (z. B. bei Arbeit am Computer) nach vorne geneigt ist, bringt zusätzliche 2,5 Kilogramm Gewicht auf den Nacken. Daher ist es sehr wichtig, immer wieder zwischendurch die Kopfhaltung zu überprüfen und den Kopf mit zwei Fingern am Kinn mit leichtem Druck zurück in seine richtige Position (nach hinten) zurückzuschieben.

Weitverbreitet ist die Ansicht, dass bei Computerarbeit eine gerade Kopfhaltung richtig ist. Genau diese Haltung aber führt zu erheblichen Nackenverspannungen. Bei der natürlichen Haltung ist der Kopf leicht nach unten geneigt, das entlastet die Halswirbelsäule. Der Monitor sollte parallel zur Schreibtischkante stehen und einen Mindestabstand zwischen Kopf und Bildschirm von 55 Zentimetern haben. Sollte Ihr Sitzplatz nicht über einen verstellbaren, ergonomischen Stuhl verfügen, investieren Sie in jedem Fall in ein Balancekissen (ab 15 €). Diese Kissen sind mit Luft gefüllt und fordern Ihren Körper permanent dazu auf, sich auszubalancieren. So werden alle Muskeln gleichmäßig trainiert.

Blick nach unten

Unsere Füße spiegeln bildlich gesprochen den ganzen Körper wider. Fußreflexzonen sind kleinste Nervenenden, die eine reflektorische Verbindung zu den einzelnen Organen und Körperzonen haben. Zum Beispiel korrespondiert der große Zeh mit dem Kopf. An den seitlichen Fußballen liegen die Ohrpunkte. Barfußlaufen ist die günstigste Form der Fußreflexzonenmassage. Es ist ein intensives Gefühlserlebnis. Barfußlaufen ist wie Doping für die Füße und eine Entlastung für unseren Kopf und die Ohren.

Der Schuh ist Ihr wichtigstes Kleidungsstück. Die Schuhe wirken auf Ihre Körperhaltung sowie die komplette Statik. Hartes, zu enges, zu weites, zu langes, zu hohes Schuhwerk führt zu massiven Problemen des gesamten Bewegungsapparates. Daher sollten Sie sooft wie möglich bequeme, gut gedämpfte Schuhe wählen. Lassen Sie Ihre Fußstellung ggf. vom Orthopäden überprüfen, vielleicht benötigen Sie orthopädische Einlagen. Doch wann immer es Ihnen möglich ist, raus aus den Schuhen und den Boden spüren! Und massieren Sie Ihre Füße z.B. abends mit der Hand oder einem Massage-Igel-Ball.

TIPP
Laufen Sie barfuß, sooft Sie können. Wenn Sie barfuß sind, ist Ihre Wahrnehmung bei den Füßen und nicht im Kopf beim Geräusch. Barfußlaufen regt die Durchblutung der Fußreflexzonen an.

Ohrringe raus

Nehmen Sie allen Schmuck aus den Ohren. Wenn Sie nicht komplett darauf verzichten wollen, dann tragen Sie Ihre Ohrringe nur noch beim Ausgehen. Im Ohr laufen viele Energiebahnen zusammen. Metall, gleich welcher Art, stört den Energiefluss der Leitbahnen (Meridiane) im Ohr empfindlich. Überprüfen Sie einmal selbst, ob sich Ihre Tinnitusintensität verändert, wenn Sie einige Zeit auf Ihren Ohrschmuck verzichtet haben.

Gehörschutz

Schützen Sie Ihre Ohren, wann immer es möglich ist! Bei den Tinnitusauslösern steht Lärm ganz oben auf der Liste. Vermeiden Sie alles, was Ihr Gehör und Ihre Ohren belasten könnte. Hierzu gehört nicht nur, Ihre Ohren bei Bedarf zu verschließen, sondern sie auch im Winter oder bei Wind vor Kälte und Zugluft zu schützen. Alles, was Ihre Ohren »reizt«, kann Ihren Tinnitus verschlimmern. Monotone, gleichförmige Klänge ertragen Tinnituserkrankte kaum. Auch wenn jemand immer wieder das gleiche Wort sagt, es immer wieder wiederholt, kann das ein an Tinnitus Leidender schlecht tolerieren.

Vor penetranten Geräuschen, die Sie nicht ertragen können, müssen Sie sich schützen. Schalten Sie störende Musik aus, entziehen Sie sich nervigen Gesprächen. Versuchen Sie um jeden Preis, Lärm zu vermeiden. Tragen Sie keine In-Ear-Hörer. Da diese direkt im Ohr stecken, geben sie den Schall unmittelbar in den Hörkanal ab. Das ist Gift für Ihre empfindlichen Haarzellen im Ohr und Ihren Tinnitus.

Sind Sie tagsüber Lärm ausgesetzt, schützen Sie Ihr Gehör mit Ohrenstöpseln. Es gibt Betroffene, die täglich Ohrenstöpsel tragen, weil sie das Gefühl haben, dass der Tinnituston dann leiser ist. Andere aber halten es gar nicht aus. Auf dem Markt gibt es jede Menge verschiedene Modelle für Gehörschutz. Suchen Sie nach einem Modell, das Sie gut vertragen. Es kann eine Weile dauern, bis Sie sich daran gewöhnt haben, es zu tragen. Es gibt Ohrenstöpsel für den Tag und eine kürzere Variante für die Nacht. Achten Sie darauf, ein qualitativ hochwertiges Produkt mit Belüftung zu wählen, um den Druck im Ohr so gering wie möglich zu halten. Gehörschutz mit Belüftung gibt es ab 10 €.

Haarklammern

Haarklammern oder ein zu straff gebundener Pferdeschwanz am Hinterkopf können ein Taubheitsgefühl und Nackenverspannungen auslösen. Sie sollten sehr darauf achten, dass Sie nichts am Kopf stört und Sie sich frei und beweglich fühlen. Auch Haarreifen sind eigentlich immer zu eng und können u. a. Kopfschmerzen zur Folge haben.

»Geliebtes« Handy

Es gibt eine Verbindung zwischen »Vieltelefonierern« und Tinnitus. Laut dem britischen Fachmagazin *Occupational Environmental*

Medicine erhöht sich das Risiko, an Tinnitus zu erkranken, bei einer täglichen Handynutzung von mehr als zehn Minuten um mindestens 70 %! Das ist ein erschreckendes Ergebnis, wenn man bedenkt, wie viel wir täglich mobil telefonieren. Die Strahlung der Handys wirkt beim Telefonieren direkt auf das Innenohr und das Gleichgewichtsorgan. Dass das nicht gesund sein kann, wissen wir alle, doch ist das Telefon mit zu unserem wichtigsten Begleiter und Werkzeug geworden. Telefonieren Sie am besten künftig über Lautsprecher und vermeiden Sie unbedingt langen direkten Handy-Ohr-Kontakt.

Tinnitustagebuch

Es ist gut, die Geräusche ein wenig zu dokumentieren. Ich wurde mal bei einem Arzt gefragt, ob das Geräusch beim Drehen des Kopfes variiert oder sich die Lautstärke verändert. Ich konnte darauf keine Antwort geben, da ich so in meinem Leiden gefangen war, dass ich darauf nie geachtet hatte. Dokumentieren Sie also Ihren Ton! Wie ist Ihr Tinnitus morgens beim Aufstehen? Laut – leise? Wann wird er schlimmer? In welchen Situationen vergessen Sie ihn ganz? Wie ist er im Liegen? Wie, wenn Sie den Kopf bewegen, wie beim Bücken? Natürlich wird er lauter, wenn Sie Sport machen, aber wie lange dauert es, bis sich das Geräusch wieder reguliert? Die Dokumentation hilft Ihnen nachzuverfolgen, wann das Geräusch in den Hintergrund tritt. Diese Momente zu erkennen und auszuweiten, ist das Ziel.

Nun haben Sie sich schon ein wenig vorwärtsbewegt, eine erste Etappe liegt hinter Ihnen auf Ihrem Weg in eine ruhigere und gesündere Zukunft. Folgen wir weiterhin dem Leitsatz: »Der Wille zeigt den Weg, die Ruhe ist das Ziel.«

»Nimm Dir jeden Tag Zeit, still zu sitzen und auf die Dinge zu lauschen. Achte auf die Melodie des Lebens, welche in Dir schwingt.«

BUDDHA, SIDDHARTHA GAUTAMA, BEGRÜNDER DES BUDDHISMUS, 563–483 V. CHR.

RELAXEN – STRESS REDUZIEREN

Wir Tinnitusbetroffenen müssen lernen, uns besser und mehr zu entspannen. Parallel dazu sollten wir äußere Stressfaktoren, die sich auf unser Inneres auswirken, stark reduzieren.

Viele Menschen setzen sich ihre Tagesziele täglich zu hoch und »stressen« sich dadurch selbst. Sie gehören auch zu den Menschen, die an einem Tag ganz schön viel schaffen können und wollen, bzw. nur ein Tag, an dem Sie viel erledigen konnten, ist ein guter Tag? Dann müssen Sie an dieser Auffassung arbeiten, denn Stress entsteht im Kopf! Auch die Angst und Sorge um Ihren eigenen Gesundheitszustand ist für den Körper Stress. Das bedeutet, dass der mentale Umgang mit Stress, also Ihre eigene Einstellung und Reaktion darauf, die Grundlage für eine massive Abschwächung Ihres Stresslevels sorgt. Stress ist für den Körper bedrohlich, er schaltet sofort auf »Fluchtreflex« und schüttet Adrenalin aus. Die Anspannung und der Puls steigen, der Körper ist in erhöhter Wachsamkeit und Leistungsbereitschaft. Aus diesem Hamsterrad der Spannung müssen Sie ausbrechen!

Wie geht Entspannung?

Hier zeige ich Ihnen zunächst ein paar Entspannungsmethoden, bevor wir gemeinsam an der Reduktion von vielen kleinen Stressfaktoren arbeiten.

Hypnose

Die Hypnose hilft durch die Kraft des Unterbewusstseins. Was einst als Hokuspokus abgetan wurde, gilt heute als sanfte Behandlungsmethode. Die innere Aufmerksamkeit basiert auf Gefühlen und Bildern, diese wird beim Eintritt in den Trancezustand geweckt, so können Probleme leichter erfasst und gelöst werden. Die Alltagsaufmerksamkeit, die sich an den Sinnen wie Hören, Sehen, Schmecken und Tasten orientiert, tritt in den Hintergrund. Der Therapeut arbeitet mit dem Patienten seine »Belastungspunkte« heraus und verankert die Lösungen in der Tiefe des Unterbewusstseins. Der Hypnosetherapie wird ein großer Erfolg zugerechnet, besonders wenn Sie im Alltag schlecht zur Ruhe kommen. Eine Sitzung kostet ab ca. 60 €. Wie Sie Ihr Unterbewusstsein selbst beeinflussen können, erfahren Sie in diesem Buch im Praxisteil im Kapitel Trainieren – Anwenden ab Seite 147.

Sie wollen gesund sein? Dann sagen Sie es sich: »Ich bin ein gesunder Mensch, ich bin gesund!« Sie wollen glücklich sein? Dann sagen Sie es sich: »Ich bin ein glücklicher Mensch, ich bin glücklich!« So können Sie Ihre Stimmung und Gedanken selber beeinflussen.

Kneippguss ums Ohr

Ein Kneippguss wirkt durchblutungsfördernd im Kopfbereich, muskelentspannend und gefäßentkrampfend im Bereich der Halswirbelsäule. Diese Art des Kneippgusses wirkt hervorragend bei chronischer Verspannung der Nackenmuskulatur, gefäßbedingtem Kopfschmerz und ist natürlich auch gut bei Ohrgeräuschen. Sie können den Gehörgang mit Watte schützen, es sollte kein Wasser ins Ohr laufen. Sie führen die Güsse am besten mit nicht zu kaltem Wasser durch. Laut Pfarrer Kneipp ist die Wirkung umso größer, je ruhiger, gleichmäßiger und ausgebreiteter das Wasser über den Kopf läuft. Für die Güsse können Sie z. B. eine saubere Gießkanne benutzen, die Sie zuvor mit handwarmem Wasser gefüllt haben. Es ist anzuraten, die Güsse von einer zweiten Person durchführen zu lassen, damit Sie sich entspannt über den Beckenrand lehnen und abstützen können. Natürlich können Sie die Güsse auch alleine durchführen, dann am besten unbekleidet in der Dusche mit einer kleineren Kanne, die nicht so viel Gewicht hat. Kopfgüsse sind ein intensiver Reiz für den Organismus. Daher sollte das Wasser nicht zu kalt sein, um die Temperatur, ganz nach Gusto, mit den Güssen ansteigen zu lassen. Sie beginnen hinter dem rechten Ohr und gießen langsam am Haaransatz entlang über den Nacken bis zum linken Ohr. Von dort aus gießen Sie Richtung Stirn und von dort aus wieder zum rechten Ohr. Anschließend gießen Sie in einer Spirale über den Scheitel und wieder zurück zum Ausgangspunkt. Leichte Drehbewegungen des Kopfes während des Gusses unterstützen die entkrampfende Wirkung. Sie können auch nur die Ohren gießen, immer beginnend am rechten Ohr. Den Kopf zur Seite nach oben geneigt, gießt man um das Ohr herum, ohne dass Wasser in das Ohr läuft. Dann um das linke Ohr herum in der gleichen Weise. Nach den Kopfgüssen sind Sie entspannter, wacher und können besser denken.

Summen

Wenn wir summen, breitet sich der Klang der Vibrationen in unserem Körper aus. Summen wirkt beruhigend und wohltuend, es ist eine der effektivsten Maßnahmen zur Selbstregulation, die in jedem von uns ruht. Wir müssen uns nur bewusst machen, dass sie uns zur Verfügung steht. Versuchen Sie einmal, mit einem Lächeln auf den Lippen zu summen und gleichzeitig an etwas »Schlechtes« zu denken. Richtig, das funktioniert nicht! Summen befreit die Nebenhöhlen und macht den Kopf frei. Forscher des Deutschen Zentrums für Musiktherapie in Heidelberg fanden heraus, dass durch Summen Gehirnzellen zum Wachsen animiert werden. Also summen Sie, was das Zeug hält, es kann nicht schaden!

Klangtherapie

CDs mit sanfter Musik, Meeresrauschen, Naturgeräuschen oder auch ein leise plätschernder Zimmerbrunnen, alle Arten angenehmer Klänge füttern das Gehirn und wirken beruhigend. Der Fokus liegt auf den Geräuschen im »Außen« und nicht mehr auf dem »inneren« Geräusch. Damit stärken Sie den Hörfilter und regen Ihr Gehirn an, den Tinnitus zu »überhören«. Wählen Sie aus, was für Ihr Gehör am angenehmsten ist. Bei pulssynchronem Tinnitus ist ein Metronom im Hintergrund sehr wirkungsvoll. Das in der Schnelligkeit auf Ihren Tinnitus eingestellte Ticken bringt den Rhythmus Ihres Geräusches im Kopf aus dem Takt (Sie finden eine kostenlose Metronom-App im Internet).

Nach dem gleichen System funktionieren Neurostimulation und Musiktherapie. Manche Musik stimmt uns sofort fröhlich oder erinnert uns an schöne Momente. Die Kraft der Musik wird immer mehr auch in Krankenhäusern angewandt. Damit der Mensch wieder in Einklang mit sich selbst kommen kann, braucht er Töne und Klänge, die seiner individuellen Verfassung entsprechen. Die Musik folgt einem komplizierten Weg vom Kopf durch die übrigen Teile unseres Körpers. Die elektrischen Signale im Gehirn werden in Hormone umgewandelt. Leise klassische Musik wirkt heilend, der Körper passt sich dem Rhythmus der Musik an.

Es gibt etliche Studien dazu, z. B. von Dr. Claudius Conrad, Forscher und Lehrer der Harvard Medical School. Wer klassische Musik eher nicht mag, kann versuchen, damit einzuschlafen und sie nachts leise spielen zu lassen. Die Frequenzen der klassischen Musik wirken auf bestimmte Bereiche des Gehirns und haben den Effekt, dass die mentalen und körperlichen Koordinationsfähigkeiten angeregt und harmonisiert werden. Auch wenn darüber viel diskutiert wird – klassische Musik beruhigt uns in jedem Fall. Forscher fanden heraus, dass Musik, die uns gefällt, unsere Blutgefäße erweitert, d. h. die Blutzirkulation verbessert.

Ein kraftvoller Ton, der besonders tief in den Körper eindringen kann, ist der Klang der Harfe. Im Gegensatz zu anderen Saiteninstrumenten scheinen die Schwingungen der Harfe vom Körper aufgenommen zu werden, man nennt sie auch »himmlische Klänge«.

Eine sogenannte Körperharfe ist ein Monochord, das in der Ton-Transfer-Therapie seine Anwendung findet. Es ist ein spezielles Instrument, das man auf oder unter den Körper legt. Die Schwingungen werden durch die Haut übertragen, der Körper erfährt tiefe Entspannung. Unsere Selbstheilungskräfte werden angeregt und aktiviert. Musikalische Entspannung bringt unsere Zellen wieder in harmonische Strukturen. Die Ton-Transfer-Therapie bieten Musik- und Klangtherapeuten sowie Heilpraktiker mit Zusatzausbildung an. Kosten: ab 60 € pro Einheit.

Weißes Rauschen

Das weiße Rauschen wird bereits seit vielen Jahren in der Psychoakustik angewandt. Es enthält alle vom Menschen wahrnehmbaren Frequenzen in gleicher Intensität, aus diesem Grund wird es auch in der Tinnitustherapie, beim Tinnitus Retraining und bei Tinnitus Maskern (Noisern) eingesetzt. In Studien unterschiedlicher Schlaflabore konnte nachgewiesen werden, dass das leise Abspielen von weißem Rauschen sogar Babys nachhaltig beruhigt und sie schneller einschlafen und besser durchschlafen lässt. Dieses Rauschen wird als angenehm empfunden, da andere störende Geräusche (Tinnitus) im Rauschen untergehen. In weißes Rauschen kann man »eintauchen«, es umgibt einen und saugt alle anderen Geräusche auf. Weißes Rauschen hört sich an wie ein starker Regen oder wie Meeresrauschen, man hört »nichts anderes« mehr.

Wer Tinnitus lindern will, muss sein Gehirn auch dazu bringen, den Ton auszublenden. Weißes Rauschen kann man leicht am Radio selbst einstellen, indem man eben keinen Sender einstellt, sondern es auf Mittelwelle nur rauschen lässt. Sie stellen den Klangregler so ein, wie es angenehm für Sie ist, stets aber etwas leiser als Ihr Geräusch im Kopf. Weißes Rauschen bringt in Zeiten höchster Anspannung vorübergehend Erleichterung. Im Internet gibt es kostenlose Apps für weißes Rauschen. Ich habe auch extra viel in der Küche gearbeitet und die Abzugshaube dabei einfach rauschen lassen, probieren Sie aus, was am besten für Sie ist.

Selbstheilungskräfte mobilisieren

Wir müssen lernen, unsere Selbstheilungskräfte anzuregen, unseren »Dr. Ich« zu aktivieren und den inneren Kritiker auf stumm zu schalten. Manchmal sind wir in unseren Stressreaktionen förmlich eingefroren. Der Körper ist permanent auf Gefahr, flüchten und kämpfen eingestellt. Es gilt, unsere Selbstheilungskräfte zu aktivieren und unserem »System« das Herunterfahren zu erlauben. Dies kann durch Spazierengehen, Meditieren, Beten oder z. B. Yoga geschehen. In jedem Falle sollten Sie auch darauf achten, wie Sie mit sich selbst sprechen. Selbstvorwürfe schaden nur, bewirken negativen Stress und binden Energie. Denken und reden Sie von sich positiv. Man hat herausgefunden, dass positive Selbstgespräche – gedacht oder halblaut gemurmelt – uns als innere Ressource stärken. Zuspruch und Zuversicht sind extrem wichtig für den Heilerfolg.

Meditieren

Tinnitus – Meditation – Stille. Zur Ruhe kommen, den Atem spüren und die Gedanken ziehen lassen: Das klingt einfach, und doch fällt es den meisten von uns so schwer, innezuhalten. Die Unruhe breitet sich in unserem täglichen Leben mit Hetze, Stress und Hektik aus, beherrscht unseren Alltag, macht uns auf Dauer krank und schwach. Ruhe hingegen ist gesund und macht uns stark und widerstandsfähig. Leider muss man sie immer suchen und konsequent in das Leben einbauen. Der Körper braucht Ausgleich und innere Balance, er braucht immer wieder Erholung, um neue Energie tanken zu können. Es gibt viele Möglichkeiten,

Gelassenheit zu üben und Seelenruhe zu finden. Meditation ist für mich die einfachste davon. Man braucht keinerlei Wissen oder Hilfsmittel, lediglich den Willen dazu und ein ruhiges Plätzchen. Sie setzen sich, schließen Ihre Augen (wenn Sie möchten) und achten auf Ihren Atem, Ihre Gedanken fliegen vorbei, Sie achten nur auf Ihren Atem. Das ist bereits Meditation. Meditation verbessert nachweislich die Vernetzung und Aktivierung unseres Gehirns, wie eine Studie der Universität Gießen zusammen mit der Berliner Charité veröffentlicht hat.

Eine Anleitung zu einer kleinen Mantrameditation finden Sie im Praxisteil im Kapitel Trainieren – Anwenden auf Seite 170 des Buches.

Visualisieren

Dies ist eine effektive Technik, die zu außergewöhnlichen Ergebnissen führt und direkte Auswirkungen auf unseren Körper hat. Was der Geist visualisiert, kann der Körper, mit etwas Übung, physisch umsetzen. Sie können Ihren Körper bei der Visualisierung auf »Heilung« programmieren. Wir legen neue Gedankenmuster an, es entstehen bewusst Bilder vor dem inneren Auge. Das ist ein ganz gewöhnlicher Prozess, den wir mit unserem Verstand tagsüber kontrollieren. Unser Unterbewusstsein aber hat eine unbegrenzte, freie Vorstellungskraft. Wir nutzen die Macht der Gedanken, um unseren Zielen, Wünschen, Idealen immer näher zu kommen, je aktiver und intensiver wir daran arbeiten und denken. Damit lösen wir Aktionen und Handlungen aus, die uns im Leben weiterbringen. Sie können so Ihre Gedanken steuern und ganz bewusst das »Ruder Ihres Lebens« selbst in die Hand nehmen. Fragen Sie nicht nach dem »Wie«. Wenn Ihr Verlangen und Ihre Empfindungen auf Ihr großes Ziel fokussiert sind, dann wird das, was Sie sich am allerstärksten vorstellen und wünschen, auch eintreffen.

Der erste Schritt zur richtigen Visualisierung ist Ruhe, Konzentration und die Kontrolle über den Körper, das muss geübt werden. Entschleunigung setzt den Impuls zur Heilung in Gang. Wir laden uns wieder mit neuer Energie auf, wenn wir die sichtbare Realität für kurze Sequenzen verlassen. Wenn Sie richtig visualisieren, spüren Sie ein Glücksgefühl. Sie müssen sich das Ziel so vorstellen, als ob es schon erreicht ist. Eine starke Motivation ermöglicht eine konkrete Visualisierung. Die Visualisierungen begleiten Gedanken wie: »Ich bin wieder gesund« und nicht »Ich will wieder gesund werden«. Sie haben eine klare innere Einstellung, bei der kein Platz für Zweifel ist. Die Power der Visualisierung stärkt, richtig angewendet, Ihre innere Haltung, Chaosgedanken und Versagensängste verblassen. Sie werden wieder gesund. Punkt! Auch hierzu habe ich Übungen im Praxisteil in Kapitel Trainieren – Anwenden aufgeschrieben, Sie finden diese auf Seite 184.

Eine schöne Heilvisualisierung ist, sich seinen Körper schwebend vorzustellen. Die gesamte Haut ist durchlässig und empfänglich. Sie tauchen den Körper in strahlendes, gelbes Sonnenlicht oder weißes, heilendes göttliches Licht. Nehmen Sie die Farben, die Sie sich am besten vorstellen können. Ihre Ohren sind offen, heil und leuchtend. Sie spüren die Leichtigkeit des Schwebens und wie glücklich Sie dabei sind. Sie sind gesund und könnten platzen vor Freude.

Beten

Ja wirklich, ich fordere Sie auf zu beten, und damit meine ich nicht nur das Beten im herkömmlichen Sinne. Hier geht es nicht darum, gläubig zu sein und einen Gott/Göttin anzubeten. Es geht um das Praktizieren des Betens. Sich in Ruhe hinzusetzen, zu sammeln, in sich hineinzuspüren und seine Wünsche zu formulieren. Wenn Sie an Gott glauben, ist das wunderbar, das erleichtert das Beten ungemein. Aber auch wenn Sie Atheist sind, geht es hier rein um den Moment, um die Achtsamkeit, um die Zuversicht, um die Hoffnung und die Liebe, die in ein heilsames Gebet gelegt werden kann. Beten ist gut für unsere Selbstheilungskräfte. Im Gebet sind wir ruhig, die Atmung wird tiefer, wir entspannen und zentrieren uns, das Nervensystem fährt schrittweise herunter. Beten kann Wunder bewirken, wenn Sie es regelmäßig tun ... Einen Versuch ist es allemal wert!

Weg mit dem Stress!

80 % aller Krankheiten werden durch Stress verursacht. Bereits nach wenigen Wochen Daueranstrengung leidet unsere Fähigkeit zu entspannen. Der Zusammenhang zwischen Stress und Tinnitus lässt sich inzwischen auch im Gehirn nachweisen. Dauerstress schwächt das Frontalhirn, das für Distanzierung und Selbstreflexion zuständig ist. Nach Studien vom Neurozentrum der Universität des Saarlandes weiß man, dass bei Tinnituspatienten das Gehirn verändert ist und das Default-Mode-System (eine Gruppe von Gehirnregionen, die beim Nichtstun aktiv und beim Lösen von Aufgaben deaktiviert werden) nicht mehr richtig anspringt. So bleibt die Entspannung aus, das Wohlbefinden und die seelische Gesundheit leiden. Der erhöhte Stresswert (Citrullin) kann auch im Blut und im Urin gemessen werden.

Ich spreche hier nicht vom guten »Eustress«, ich spreche von den Stressoren, die Sie langfristig krank machen. Legen Sie am besten eine Checkliste an, die Ihnen zeigt, welche Auslöser es sind, die bei Ihnen den meisten Stress des Tages hervorrufen. Stressfaktoren sind u. a.: Angst, Geldmangel, Existenzängste, psychosoziale Konflikte, z. B. Mobbing, Perfektionismus, permanenter Lärm, Reizüberflutung, Schlafentzug, Termindruck, Überforderung, Zeitmangel. Der erste Schritt, um Stress zu lindern und zu vermeiden, ist, den Stressauslöser zu erkennen und zu analysieren, was genau Sie stresst. Wer gegen Stress aktiv angeht, wird nicht so schnell aus der Bahn geworfen. Natürlich müssen Sie entspannen, entspannen, entspannen, wann immer es geht. Sie finden viele Tipps und Übungen hierzu im Buch. Überlegen Sie auch, was Sie noch verändern könnten. Das schließt mit ein, dass Sie mit Kollegen oder Ihrem Chef/Ihrer Chefin sprechen. Bei Punkten, die Sie nicht verändern können, wie z. B. den morgendlichen Stau mit dem Auto, helfen Ihnen künftig Werkzeuge wie Atem-, Klopf- und Muskelentspannungsübungen, die das Stresslevel senken helfen. Weitere Möglichkeiten stelle ich Ihnen hier vor:

Der Gegenpol von Stress ist Entspannung, die auf drei Säulen ruht:

Körperlich

langfristig: z. B. gesunde Ernährung, Spazierengehen im Grünen usw.

kurzfristig: Minipausen einplanen, einfach mal die Zeit anhalten, sich kurz hinsetzen und spüren, wie der Stresslevel sofort zu sinken beginnt.

Muskulär

langfristig: z. B. regelmäßig Sport treiben, progressive Muskelentspannung lernen und trainieren usw.

kurzfristig: Atem- und Dehnübungen, Meditation usw.

Geistig-Emotional

langfristig: ein positives Lebensgefühl entwickeln, Ärger »managen« lernen

kurzfristig: Tagträume mit schönen Bildern, Musik hören o. Ä.

Behalten Sie diese Dinge im Blick und versuchen Sie, diese in Ihren Alltag einzubauen.

Aktiv werden

Die folgenden Maßnahmen können Ihnen helfen, Ihre persönlichen Stressoren auszuschalten:

- Ursachen erkennen und abarbeiten: z. B. Perfektionismus abschwächen, andere Prioritäten setzen, neue Handlungsmuster entwickeln
- Zeit einteilen: »To do«-Liste anlegen, die reell erledigt werden kann. KISS etablieren: »keep it short and simple« (»etwas kurz und knapp halten«)
- Pausen einteilen und nutzen: Pausen senken Ihren Stresslevel, z. B. an der frischen Luft tief durchatmen oder ein paar Schritte spazieren gehen. Laut einer Studie der Universität of Essex haben bereits fünf Minuten spazieren gehen in einem grünen Umfeld eine positive Wirkung auf unsere Psyche
- Störfaktoren ausschalten: Alles, was Sie zusätzlich Zeit kostet, versuchen zu vermeiden, auf das Wesentliche, die »Prioritäten«, konzentrieren
- Belohnen: Nach abgeschlossenen Aufgaben belohnen Sie sich, das bringt einfach Freude und Selbstbestätigung
- Gesund leben: Je gesünder Sie leben, umso belastbarer sind Sie, umso mehr Stress kann ihr Körper selbst abfangen
- Körperlicher Ausgleich: Sport baut Cortisol ab, macht den Kopf frei und hilft so bei der Stressbewältigung.

Erweitern Sie Ihre Fähigkeiten und Ihren Horizont, z. B. durch Erlernen von Rhetorik, diplomatischer Kommunikation, Arbeitsmethodik (Zeitmanagement, Organisation usw.), soziale Kompetenz (aktives Zuhören, eigene Wünsche formulieren lernen, delegieren).

Stress-Check

Vor stressigen Situationen hilft es, eine Liste anzulegen und folgende Fragen durchzugehen:

- Was ist wann zu tun – was ist das Tages-/Situationsziel?
- Wo müssen Sie sich noch mehr vorbereiten?
- Was müssen Sie noch besorgen/erledigen?
- Polen Sie sich auf »souverän«, gelassen durch Atemübungen und Visualisierung

- Nach dem Stress: Loben Sie sich!
- Was ist besonders gut gelaufen, wo kann noch nachgebessert werden?
- Bleiben Sie positiv und belohnen Sie sich!

Gamut-Punkt

Massieren oder klopfen Sie Ihren »Gamut-Punkt« an der Hand. Wenn Sie gerade abgehetzt die U-Bahn erreicht haben oder in einem stressigen Meeting sitzen, dann massieren oder klopfen Sie bei der linken oder rechten Hand innen Ihren Gamut-Punkt und spüren Sie, wie der Druck nachlässt und sich Leichtigkeit einstellt.

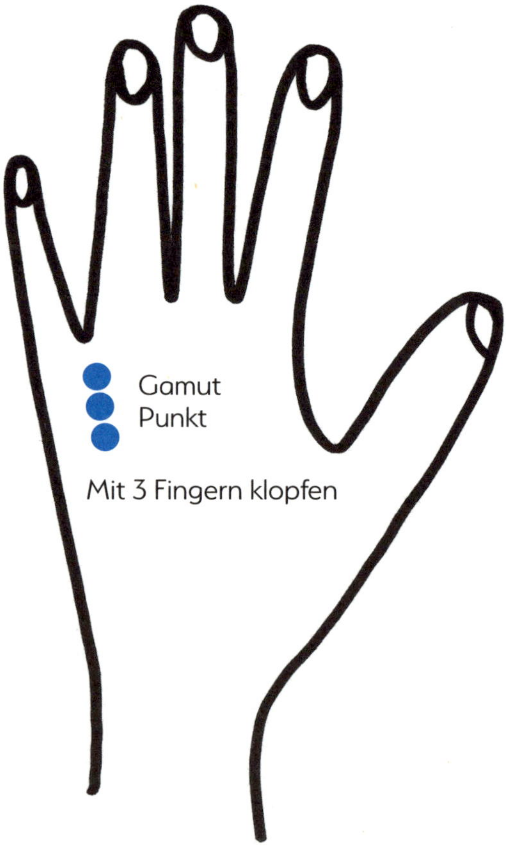

Progressive Muskelentspannung (PM)

Nach dem Amerikaner Edmund Jacobson (1888–1983) ist die PM eine körperliche Methode, die durch bewusste Anspannung der jeweiligen Muskelgruppe tiefe Entspannung hervorruft. Für die PM benötigt man keinerlei Vorkenntnisse, sie ist sehr leicht erlern- und durchführbar. PM lässt Stress verschwinden, man wird ruhiger und gelassener. Viele Krankenkassen bezuschussen Kurse für diese Technik. Es gibt DVDs für die Anwendungen zu Hause, auch auf YouTube.com finden Sie jede Menge Anregungen. Eine kleine Anleitung für PM findet sich im Praxisteil des Buches im Kapitel Trainieren – Anwenden auf Seite 171.

EFT (Emotional Freedom Technique)

EFT heißt übersetzt Emotionale Freiheit Technik, entwickelt von Gary Craig, einem Persönlichkeitstrainer aus den USA. Es ist eine Klopftechnik aus dem Bereich der energetischen Psychologie und verbindet Neurolinguistisches Programmieren (NLP), Meridianlehre und Kinesiologie. Stress, körperliche und psychische Blockaden, emotionale und körperliche Konflikte und Probleme werden sozusagen »weggeklopft«. Bei EFT werden spezifische Akupunkturpunkte am Kopf, Oberkörper und der Hand mit den Fingern geklopft oder massiert. Dabei werden positive Affirmationen gesprochen oder gedacht, während man sich auf sein Problem konzentriert. EFT und alle Methoden der energetischen Psychologie gehen davon aus, dass der Grund für jedes negative Gefühl in der Unterbrechung des Energieflusses des Körpers liegt. Ungelöste, negative Erlebnisse werden als Erinnerungen gespeichert und führen zu einer Blockade im Energiesystem. Die meisten psychischen und physischen Probleme haben ihre Ursache in oder sind verbunden mit ungelösten Erlebnissen, von denen der größte Teil mit EFT behandelt werden kann. Wenn man diese Methode gelernt hat, ist es ein Leichtes, sie an sich selbst anzuwenden. EFT zählt wegen seiner Einfachheit zu den weltweit erfolgreichsten Methoden zur Lösung von Blockaden. Eine Anleitung für EFT finden Sie im Praxisteil des Buches im Kapitel Trainieren – Anwenden ab Seite 147.

Kinesiologie und psychologische Kinesiologie

Kinesiologie befasst sich mit dem Energiefluss im Körper, mit Stressabbau und Lebensenergieaufbau. Sie ist eine ganzheitliche Methode und wurde in den USA von Dr. George Goodheart (1918–2008) begründet. Sie geht davon aus, dass der Mensch selbst am besten weiß, was gut für ihn ist, oder im Gegenzug, was ihm fehlt. Frei nach dem Motto: »Der Körper lügt nicht.« Vieles, was uns heute blockiert und belastet, kommt aus der Vergangenheit. Kinesiologie hilft, Lebenseinschränkungen aufzuspüren und den Weg für eine positive Lebensgestaltung freizumachen. Sie kann Blockaden lösen und uns über die Muskelspannung Antworten geben. Der sogenannte Muskeltest gibt Antworten aus dem Unterbewusstsein und kommt direkt zur Ursache der Störung, ohne den Umweg über den Verstand des Patienten zu nehmen.

Viele Heilberufe lassen die Kinesiologie in ihre Arbeit mit einfließen. Eine Sitzung psychologische Kinesiologie kann oft mehr helfen als eine ganze Reihe an »normalen« Psychotherapiestunden. Psychologische Kinesiologie ortet Glaubenssätze, die wir verinnerlicht haben und nach denen wir unbewusst handeln. Die Psycho-Kinesiologie geht davon aus, dass im Unterbewusstsein alles gespeichert ist, was wir jemals erlebt haben. Traumatisches und Verdrängtes bereiten uns emotionalen Stress, der sich durch einen geschwächten Muskeltest messen lässt. Der Kinesiologe kommuniziert durch Fragen mit dem Unterbewusstsein und spürt negative Glaubenssätze auf. Blockaden lösen sich, positive sowie heilende Glaubenssätze können die Gedankenmuster aus der Vergangenheit ersetzen. So kann man viel emotionalen Ballast loswerden, auch wenn es keine geschützte Berufsbezeichnung und wissenschaftlich nicht belegt ist. Kosten: ab ca. 50 € pro Sitzung.

Somatic Experiencing

Somatic Experiencing ist eine Therapieform, die Angst und gespeicherte, unverarbeitete Traumata im Körper lösen und aufarbeiten kann. Dabei muss der Patient nicht erneut durch die Angstzustände oder das Trauma gehen, sondern es wird vielmehr im Gespräch das Augenmerk auf die Empfindungen und daraus resultierenden Reaktionen des Körpers gelegt. Die der Gegenwart nicht mehr entsprechenden Überreaktionen des Nervensystems werden abgebaut und destruktive Einstellungen umstrukturiert.

Der Therapeut hilft, den Blick auf die eigenen Ressourcen zu lenken und diese neu zu bewerten. Die traumatischen Erinnerungen und Ängste verblassen und heilen, ein neues Gefühl von Befreiung, Zuversicht und Lebenskompetenz stellt sich ein. Diese Therapieform ist besonders geeignet, wenn ein belastendes Ereignis oder auch ein ungelöster Konflikt mit einem Mitmenschen Sie blockiert und Ihr Gedankenkarussell am Laufen hält. Diese Methode wird nicht von der Krankenkasse übernommen, eine Sitzung kostet ab 70 €.

Kognitive Verhaltenstherapie

Dies ist eine Form der Psychotherapie, die sich auf die Wahrnehmung (Kognition) – Ihre Gedanken, Ihr Verhalten, Ihr Handeln – konzentriert. Je nachdem, wie der Mensch sich fühlt, so handelt er. Er reagiert mit meist negativen Gefühlen wie Wut bei schlimmen und schwierigen Situationen im Leben. Das Ziel der kognitiven Verhaltenstherapie ist es, negative Einstellungen aufzuspüren und zu erkennen, wie Gedanken, Überzeugungen und Verhaltensweisen Ihre Gefühle beeinflussen. Wenn Sie dieses Prinzip verstanden haben, können Sie daran arbeiten, Ihr Denken und Verhalten zu korrigieren und eine neue Sichtweise einzuüben. In der Realität wird sich durch diesen Anstoß vieles verändern und zum Besseren wenden. Wir müssen lernen, uns wieder bewusst zu machen, dass wir für unsere Gefühle selbst verantwortlich sind. Wir können meist die aktuelle Problemsituation nicht verändern, jedoch steht es in unserer Macht, die Bewertung der Situation und damit unsere Gefühle bzw. das Handeln zu kontrollieren. Wir selbst bestimmen, inwieweit uns eine Situation oder ein Mensch belasten kann. Die kognitive Verhaltenstherapie hält sich an das »Hier und Jetzt« und bezieht nicht, wie viele Therapieformen, die Vergangenheit mit ein. Neue Ansichtsweisen und Lösungswege werden direkt erarbeitet.

Eine Anleitung dafür finden Sie im Praxisteil des Buches im Kapitel Trainieren – Anwenden ab Seite 168. Die Krankenkasse übernimmt die Kosten dieser Therapieform bei niedergelassenen Ärzten. Anbieter sind auch Heilpraktiker für Psychotherapie.

TIPP
Das beste Mittel, um künftig leichter zu leben, hat genau vier Buchstaben: NEIN

Genussschule oder Euthyme Therapie

Stellen Sie sich vor, Sie dürften ab heute nur noch das tun, worauf Sie Lust haben und was Ihnen gefällt. »Euthym« bedeutet: »Was der Seele und dem Gemüt guttut«. Wir alle haben viele positive Bilder und Fantasien in unserem Gedächtnis gespeichert. Durch unsere Lebenssituation und den oft hektischen Alltag haben wir den Zugang zu diesen Ressourcen (materielles oder immaterielles Gut, also etwas, was uns guttut) verloren oder einfach komplett vergessen. Wir sind so in unseren täglichen Abläufen gefangen, dass wir unseren Fokus oft nur auf unser »Außen« legen. Das heißt, daran festhalten, was alles noch erledigt werden muss, und unser »Inneres« vernachlässigen. Die Euthyme Therapie fördert das positive Erleben mit allen fünf Sinnen und bringt Freude, Ausgeglichenheit, Wohlbefinden und Entspannung. Der wichtigste Ansatz ist die Selbstfürsorge und die innere Haltung: »Ich werde wieder gesund und ich sorge gut für mich.« Wenn Sie sich jetzt hinsetzen und einen Plan machen, was Ihnen Spaß macht und Ihnen guttut, denken Sie daran: Genuss braucht Zeit und geht nicht nebenbei, Genuss ist erlaubt, auch für Sie! Oft sind es die kleinen Dinge des Alltags, weniger ist meist mehr. Und ganz wichtig: Genuss in den Alltag einbauen und nichts dem Zufall überlassen. Denken Sie an sich und was Ihnen guttut. Das kann ein heißes Bad sein oder ein lange aufgeschobener Anruf, ein in die Tat umgesetzter Kurzurlaub oder einfach nur ein Teller Spaghetti beim Lieblingsitaliener ums Eck. Ganz egal, für was Sie sich als Erstes entscheiden, genießen Sie es! Sie haben es verdient, dass es Ihnen gut geht! Wenn Sie sich in professionelle Hände begeben wollen, finden Sie verhaltenstherapeutische Behandler z. B. in Psychologie- und Psychotherapiepraxen.

Nein sagen

Sagen Sie öfter mal »Nein«. Spüren Sie in sich hinein, und wenn sich etwas nicht gut für Sie anfühlt, sagen Sie einfach Nein! Sie müssen nicht alles heute erledigen, Sie müssen nicht immer für alle anderen da sein. Grenzen Sie sich von den Menschen ab, die Ihnen nicht guttun und Ihnen Ihre Energie rauben. Stärken und schützen Sie sich mit einem »Nein«. Sie werden sehen, es ist wichtig, für sich einzustehen und den anderen in seiner Verantwortung zu belassen. Sagen Sie »Ja« zu sich und steuern Sie, bildlich gesprochen, Ihr eigenes Boot. SIE sind immer in erster Linie für sich selbst verantwortlich. Sagen Sie »Nein« zu billigen Zeitungen, die nur vom Elend der anderen berichten. Wenn wir uns von den Schrecken der Welt vereinnahmen lassen, ändern wir daran nichts, aber fühlen uns schlechter. Umgeben Sie sich mit Schönem und Wohltuendem, sorgen Sie für sich.

Reden

Kommen Sie ins Gespräch mit Ihrer Familie, Verwandten und Freunden über Ihren Tinnitus und was er mit Ihnen macht. Tinnitus quält uns so, dass wir oft fast wahnsinnig werden. Wir haben keine Geduld mehr, keine Nerven, werden dünnhäutig. Das schlägt sich auch in unseren zwischenmenschlichen Beziehungen nieder. Viele Außenstehende haben kein Verständnis, weil sie selbst nicht betroffen sind und sich das Szenario in unserem Kopf gar nicht wirklich vorstellen können. Sie kanzeln das »neue Verhalten« als überzogen aggressiv ab. Erklären und beschreiben Sie den Ton in Ihrem Kopf genau. Suchen Sie z. B. auf YouTube.com Töne und spielen Sie diese in Gegenwart von Ihrer Familie ab, damit sie eine ungefähre Idee von Ihrer Qual haben. Sie werden Ihre Reaktionen und Ausbrüche künftig besser verstehen und leichter verzeihen. Reden und erklären erleichtert manche Situation. Wenn die Emotionen Sie übermannt haben und Sie eine eskalierte Situation gerne rückgängig machen würden, dann zögern Sie nicht, sich zu entschuldigen, und erklären Sie immer wieder, dass das in Wirklichkeit gar nicht Sie, sondern eben der Tinnitus war, der aus Ihnen gesprochen hat. Manchmal sind die Menschen, die mit uns zu tun haben, auch hilflos und mit der Situation überfordert und ziehen sich zurück. Erinnern Sie Ihre Freunde und Verwandten an Ihren Tinnitus, denn gerne gerät unser Zustand mit der Zeit in Vergessenheit, und wir werden für etwas verurteilt, für das wir im Grunde gar nichts können.

Verzeihen

Haben Sie gewusst, dass viele Krebspatienten ein Problem mit dem Verzeihen haben? Ich habe herausgefunden, dass auch die meisten Tinnitusbetroffenen ein Problem mit dem Verzeihen haben bzw. viel Wut in sich tragen. Das Gedankenkarussell dreht sich immer wieder um das eine Problem, wir können nicht aufhören, daran zu denken, und schimpfen in unserem Kopf still vor uns hin, oft jahrelang. Die Negativspirale der Emotionen dreht sich immer weiter. Je mehr wir über das Problem sprechen, umso präsenter ist es. Es geht uns nicht gut, wenn wir etwas nicht verzeihen können. Und es ist immer wieder in unserem Kopf, wie der Tinnitus auch. Wir schimpfen im Geiste vor uns hin und schimpfen somit auch mit uns selbst. Ich las den Healing Code von Dr. Alex Lloyd und fand Laila Santini auf YouTube.com. Ich beschloss, meine Wut mit Liebe aufzulösen. Alles andere, was ich vorher versuchte, hatte nicht funktioniert. Verzeihen kann man üben, ich habe verzeihen durch »lieben« gelernt. Es ist der einfachste, leichteste und effektivste Weg und bringt uns am schnellsten ans Ziel. Wenn man Liebe empfinden kann, ist man glücklich und »groß« und damit in der Geberrolle. Wenn man wütend auf jemanden ist und nicht verzeihen kann, ist man unglücklich und macht sich dadurch selbst »klein« und zum Opfer. Immer wenn ich in alte Muster zurückfalle, halte ich einen Moment inne und versuche dann, zu meinem Kontrahenten ein verzeihendes Gefühl aufzubauen. Es fühlt sich herrlich heilend an, und am meisten heilt man damit sich selbst. Derjenige, auf den man wütend ist, bekommt schließlich am wenigsten davon mit, dass wir den ganzen Tag in unseren Gedanken voller Wut auf ihn sind und mit ihm schimpfen. Wir schaden mit unseren finsteren Emotionen am allermeisten uns selbst und verhindern fortlaufend die Heilung. Eine Heilübung zum Verzeihen finden Sie im Kapitel Trainieren – Anwenden ab Seite 181.

»Wir müssen auf unsere Seele hören, wenn wir gesund werden wollen. Alles ist mit allem verbunden.«

HILDEGARD VON BINGEN, BENEDIKTINERIN, ÄBTISSIN UND UNIVERSALGELEHRTE, 1098–1179

BEHANDELN – THERAPIEREN

Im Folgenden lesen Sie von ausgezeichneten Methoden, die die Gesundung unseres Knochensystems im Fokus haben.

Ein Blick auf unser Skelett

Durch Unfälle wie Stürze und einseitige Fehlhaltungen oder Überlastungen verspannen und verhärten sich unsere Muskeln nach und nach und »verkleben«. Als Folge daraus kommt es zu schmerzhaften Verschiebungen und Verdrehungen der Wirbelsäule oder einer Verkippung im Becken, die weitreichende Beschwerden nach sich ziehen. Der Osteopath Ihres Vertrauens kann die blockierten Wirbel lösen und das Becken geradestellen. Lang anhaltende Blockierungen und Verschiebungen führen zu schmerzhaften Entzündungen und Überreizungen in den Gelenken. Auch Tinnitus kann durch Blockierungen ausgelöst werden. Ist z. B. die Halswirbelsäule betroffen, kann es durch permanente Fehlhaltung u. a. zum Beckenschiefstand kommen, das wiederum hat Auswirkungen auf die Beine und Füße. Das Problem beginnt also oben am Hals und hat Auswirkungen bis zu den Zehen. Oft kann man die Ursachen schwer voneinander trennen.

Atlas einrichten

Der Atlas sitzt umgangssprachlich im Genick (erster Halswirbel). Ist der Atlas durch Unfälle oder mechanische Einwirkung, z. B. bei der Geburt, verschoben oder blockiert worden, kann diese Fehlstellung unendlich viele oft schmerzhafte Beschwerden auslösen, u. a. auch Tinnitus.

Heutzutage werden schon Babys von Osteopathen behandelt und funktionelle Dysharmonien im Alter von wenigen Wochen beseitigt. Frühere Generationen kamen nicht in den Vorzug dieser Heilbehandlung, und so lebte man mit unentdeckten Blockierungen oft Jahre oder Jahrzehnte, bis die Spätfolgen sich zeigten. Bei der Behandlung wird der Atlas durch spezielle Massagetechniken gelöst und mobilisiert und anschließend durch Druck schrittweise in die richtige physiologische Position zurückgeführt.

Auf der Suche nach dem Auslöser oder der Ursache für Ihren Tinnitus sollten Sie auf jeden Fall den Atlas mit einbeziehen. Es gibt Spezialisten für Atlaskorrekturen, den Therapeuten in Ihrer Nähe finden Sie im Internet. Kosten: ab ca. 200 €.

Manuelle Therapie

Manuell bedeutet »mit den Händen«. Bei der manuellen Therapie werden Griff- und Massagetechniken angewandt. Sie behandelt Funktionsstörungen des Bewegungsapparats auf sanfte Art. Verkürzte Muskeln werden aktiv und passiv gedehnt. Ein kräftiger, an der richtigen Stelle gesetzter Impuls führt zur Mobilisation des betroffenen Gebietes. Die Muskeln entspannen sich, das Gelenk wird entlastet und die Beweglichkeit wiederhergestellt. Physiotherapiepraxen bieten manuelle Therapie an. Sie benötigen ein Rezept und müssen bis zu 30 € Zuzahlung leisten.

Chirotherapie

Diese Technik, übersetzt aus dem Altgriechischen, bedeutet »Durchführung mit der Hand«. Bei der Chirotherapie werden Gelenkblockaden gelöst und die Durchblutung der blockierten Areale angeregt. Es kommt zu einer deutlichen Muskelentspannung. Verbindungsstellen der Wirbelsäule, die blockiert sind, beeinträchtigen Ihre Gesundheit und können auf das umliegende Nervengewebe drücken.

Wenn Halswirbelsäulenbeschwerden schuld sind am Tinnitus, kann eine chiropraktische Behandlung die Nervenimpulse auf dem Weg zum Gehirn, die den Tinnitus auslösen, unterbrechen.

Die korrekte Funktionsweise des Nervensystems wird wiederhergestellt. Sozusagen ein Neustart des Systems. Der Körper reagiert mit der Aktivierung der Selbstheilungskräfte. Bei dieser Manipulationsbehandlung ist meist ein deutliches Knacken zu hören, wenn die Blockaden gelöst werden. Viele Allgemeinmediziner und Orthopäden haben die Zusatzbezeichnung Chirotherapie, so kann der Arzt direkt über Ihre Krankenkasse abrechnen und Sie werden finanziell nicht belastet.

Osteopathie

Auch dieser Begriff ist dem Altgriechischen entlehnt von »ostéon«, Knochen, und »páthos«, Leiden. Die Osteopathie ist ein ganzheitliches Medizinkonzept, das auf eine natürliche Gesundung ausgerichtet ist. Osteopathen greifen auf umfassendes praktisches Wissen im Bereich Anatomie, Physiologie, Neurologie und Pathologie zurück.

Bei der Behandlung ertastet der Therapeut die Grundspannung von Muskeln, Knochen und Gelenken mit den Händen und erkennt gestörte Funktionen. Sind Gelenke blockiert oder Muskeln verspannt, werden in der Folge der Blutkreislauf und das Lymphsystem gestört. Dies führt zu Symptomen, die der Körper versucht zu kompensieren.

Bei der Osteopathie wird die Fähigkeit des Menschen gestärkt, seine Gesundheit durch die manuelle Aktivierung der Selbstheilungskräfte wiederherzustellen und zu erhalten. Behandelt wird allein mit den Händen, Bewegungseinschränkungen oder Blockaden werden durch spezielle Techniken (Manipulation) gelöst und mobilisiert. Dies dauert in der Regel einige Zeit, sodass zwischen zwei Terminen immer mindestens eine Woche vergehen sollte, in der der Körper sich an die neuen Gegebenheiten anpassen kann. Kostenübernahme: Z.B. die TK bezuschusst drei Behandlungen mit je 40 €, insgesamt 120 € pro Kalenderjahr (Stand: Mitte 2018), Ihr Eigenanteil ist meist genauso hoch.

Fachbeitrag von Anja Trietz, Osteopathin

Der menschliche Organismus bildet eine Einheit: Alle Gewebe im Körper sind in Bewegung und im Idealfall harmonisch miteinander verbunden. Diese lebensnotwendige Mobilität und Harmonie zu bewahren bzw. wieder herzustellen ist das Ziel der Osteopathie. Die Osteopathie betrachtet nicht nur den Bewegungsapparat, sondern darüber hinaus auch die funktionellen Zusammenhänge mit den Organen sowie dem Gefäß- und Nervensystem.

Sehr häufig stellt man dabei als Behandelnder fest, dass die Stelle, an der ein für den Patienten spürbares Problem auftritt, nicht mit dem Ursprung des Leidens identisch ist.

Deswegen kann man nicht sagen, im Falle von Tinnitus sind diese und jene Techniken anzuwenden oder bestimmte Blockierungen zu lösen. Der Osteopath sucht im Körper diejenigen »unharmonischen« Bereiche, die letztendlich zum betroffenen Ohr führen, und behandelt all diese Regionen mit seinen Händen.

Das kann z. B. an einem ehemals verletzten Sprunggelenk beginnen und sich über verspannte Faszien und Muskelketten im Bein zum Becken und schließlich entlang der Wirbelsäule nach oben zum Ohr ziehen. Oder aber am Schädel selbst seine Ursache haben, z. B. durch eine (auch länger zurückliegende) Gehirnerschütterung, die zu einer Unbeweglichkeit der einzelnen Schädelknochen geführt hat. Dies wiederum kann eine erhöhte Spannung im Bereich des Innenohrs zur Folge haben.

Tinnitus kann aber auch durch eine schlechte Sitzhaltung im Beruf (häufig vor dem PC), der falschen Matratze oder einseitiger körperlicher Belastung entstehen oder aber durch das Schlafen auf dem Bauch, wodurch die Halswirbelsäule über die Maßen angestrengt wird. All diese Faktoren sollten auch vom Osteopathen beachtet und mit dem Patienten besprochen werden.

Wichtige Punkte sind aber in jedem Fall eine balancierte Statik des Bewegungsapparats, im Speziellen der Halswirbelsäule, des

Kiefergelenks und seiner Muskulatur und damit auch die Biss-Situation, manchmal ist auch die Durchblutung im Ohr vermindert oder der Blutdruck im gesamten System zu hoch.

Auch eine zu hohe innere Anspannung, Stress, psychische Traumata, Schlafstörungen oder Zähneknirschen können eine Ursache von Tinnitus sein. Auch hier kann die Osteopathie hilfreich sein, in vielen Fällen sollten aber zusätzlich Entspannungstechniken vom Patienten erlernt werden.

Manchmal wird der Osteopath das Hinzuziehen von anderen Therapeuten oder Ärzten empfehlen, da der Mensch und sein Leiden ganzheitlich betrachtet werden sollten und in einigen Fällen zusätzliche Untersuchungen und/oder Behandlungen von anderer Seite wie z. B. einen Ultraschall der Arterien, bestimmte Blutwerte oder ein Röntgenbild nötig sind.

Die Zusammenarbeit mit Zahnärzten, Kieferorthopäden, Physiotherapeuten, aber auch mit Internisten und Allgemeinmedizinern sollte für einen Osteopathen aufgrund seiner Tätigkeit als ganzheitlicher Therapeut selbstverständlich sein.

Craniosacrale Therapie

Bei einer craniosacralen Therapie wird man vom Schädel (Cranium) bis zum Kreuzbein (Sacrum) behandelt. Zwischen Cranium und Sacrum fließt die Hirn- und Rückenmarksflüssigkeit in einer Pulswelle hin und her, etwa sechs- bis zwölfmal pro Minute.

Zum craniosacralen System gehören die Hirn- und Rückenmarkshäute, die Schädelknochen, das Kreuzbein, die Hirnflüssigkeit (Liquor) und Strukturen zur Herstellung und Resorption von Hirnflüssigkeit. Enge und wechselseitige Beziehungen bestehen zum Nervensystem, zum Skelettmuskelsystem, zu den Organen und zum Gefäß- und Lymphsystem.

Ausgangspunkt der Diagnose und Therapie ist der craniosacrale Puls. Dieser Puls kommt durch die an- und abschwellende Bewegung der Gehirn- und Rückenmarksflüssigkeit zustande und ist wie der Herzschlag und Atemrhythmus ein eigenständiger Körperrhythmus. Diese Behandlungsmethode, als Teilgebiet der Osteopathie, wurde 1930 von Dr. William Sutherland in den USA entwickelt. Lokale Störungen werden bei der Einstimmung auf das Gewebe erkannt, durch sehr spezifischen Druck an den Schädelnähten, Membranen und dem Bindegewebe. So erhält der Behandler durch die craniosacralen Bewegungen am Schädel eine Aussage über den allgemeinen körperlichen Zustand des Patienten. Dysharmonien des zentralen und vegetativen Nervensystems werden aufgelöst. Diese Therapieform gehört leider nicht zu den kassenärztlichen Leistungen, Sie müssen ca. 60 € pro Behandlungseinheit bezahlen. Über das Internet finden Sie qualifizierte Craniosacral-Therapeuten in Ihrer Nähe.

In der Grafik rechts sehen Sie, welche Folgen eine Fehlstellung des Skeletts auf den Körper haben kann. Wenn einige der folgenden Problematiken auf Sie zutreffen, sollten Sie in jedem Fall einen Termin bei Ihrem Orthopäden und anschließend Osteopathen vereinbaren.

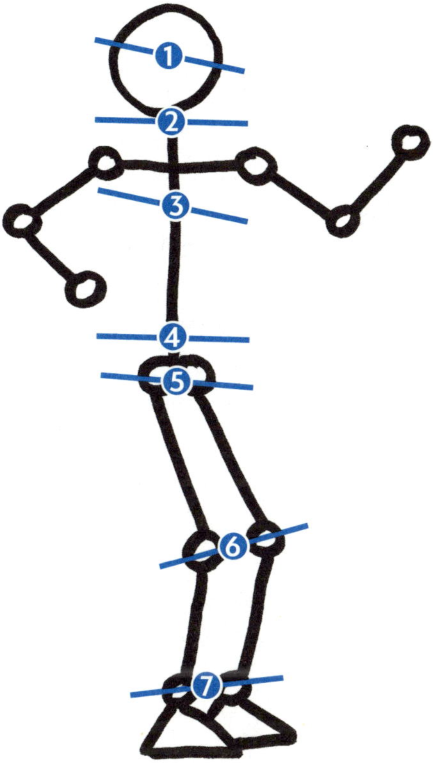

zu 1. Kopf-/Kiefergelenk: Tinnitus, ungleichmäßige Abnutzung der Zähne, Kieferknacken, Schluckbeschwerden, Kopfschmerzen, Migräne, Schwindelanfälle und Nervenschmerzen (Trigeminusneuralgie) im Gesicht

zu 2. HWS (Halswirbelsäule): Atlas- und Axis-Fehlstellung (erster und zweiter Halswirbel), Nackenschmerzen, Schiefhals und steifer Hals; Kribbeln, Lähmungen in den Armen und Händen

zu 3. BWS (Brustwirbelsäule): Atem- und Herzbeschwerden, Schulterschmerzen, Nervenschmerzen im Bereich der Zwischenrippen (Interkostalneuralgie)

zu 4. Lendenwirbelsäule: Bandscheibenvorfall, Hexenschuss, Beckenschiefstand (führt auch zu Beinlängendifferenz), Rückenschmerzen z. B. auch Blockade des Iliosakralgelenks (Kreuzbein-Darmbein-Gelenk), Verdauungsprobleme, Magen-Darm-Beschwerden

zu 5. Hüftgelenk: Hüftschmerzen, Arthrose und frühzeitige Abnutzung

zu 6. Kniegelenk: Knieschmerzen, Arthrose und Schäden am Meniskus

zu 7. Füße: Veränderungen des Fußgewölbes, Schmerzen an Fersen, Achillessehne und Sprunggelenk.

Ein Blick auf unser Gebiss

Bei der Suche nach der Ursache für Ihren Tinnitus werden Sie irgendwann auch einen Zahnarzt aufsuchen. Denken Sie dabei unbedingt an die Sanierung Ihrer alten Amalgamfüllungen, eine Quecksilbervergiftung kann Mitauslöser für Ihren Tinnitus sein, die sich erst nach Jahren zeigt. Amalgamfüllungen bestehen zu 50 % aus giftigem Quecksilber, es gibt kaum eine Krankheit, die nicht durch Quecksilber ausgelöst oder verstärkt werden könnte. Wenn Ihre Amalgamfüllungen bereits entfernt wurden, wurde dann auch das Quecksilber ausgeleitet? Moderne Zahnärzte informieren und beraten Sie heutzutage zu diesem Thema. Bis vor einigen Jahren wurde das Amalgam ohne Schutz entfernt, ein fataler Fehler für Patient und Zahnarzt. Amalgamausleitungen führen naturheilkundliche Zahnärzte oder Heilpraktiker durch.

Sicher kennen wir alle, dass man manchmal nach einer Behandlung die Zahnarztpraxis mit dem Gefühl verlässt, dass z. B. die neue Füllung/Brücke/Krone o. Ä. doch noch etwas zu hoch ist. Mit der Zeit verschwindet das Gefühl, und man denkt: »Jetzt hat es sich ›eingebissen‹«. In Wirklichkeit aber verursachen Zahnbehandlungen massive Veränderungen des Kauapparates, die Funktionsstörungen und auch Tinnitus zur Folge haben können.

Auf die Gefahr hin, dass ich mich wiederhole, hier noch einmal die Erinnerung: Sollten Sie den Verdacht haben, dass Ihr Tinnitus durch eine zahnmedizinische Behandlung ausgelöst wurde, dann schließen Sie umgehend eine Zahnzusatzversicherung ab, noch bevor Sie mit Ihrem Verdacht zum Zahnarzt gehen. Ist eine derartige Diagnose erst einmal in Ihrer Krankenakte dokumentiert, weigert sich jede Versicherung, die Kosten zu übernehmen, da die Diagnose schon vor Abschluss der Versicherung bekannt war.

Nach Ende z. B. einer Schienentherapie ist meist eine weitere Versorgung Ihrer Zähne notwendig. In manchen Fällen muss der Biss »frei gemacht« und angepasst werden (es wird Platz geschaffen und/oder die Kaufläche erhöht), damit die Zähne künftig immer in ihrer physiologisch richtigen Lage verbleiben. Das kann wahnsinnig kostspielig sein, die Krankenkassen bezahlen davon nur einen Bruchteil. Also denken Sie an meinen Rat und schließen sofort eine gute Zahnzusatzversicherung ab, Sie werden Tausende von Euro sparen.

Zähneknirschen

Immer wenn der Körper unter Druck steht, sucht er sich ein Ventil, um diesen Stress abzulassen. Dies kann tagsüber unbemerkt entstehen, dabei verspannt sich die Kau- und Kiefermuskulatur, oder auch bei vielen Menschen nachts im Schlaf. Hierdurch kann sich mit der Zeit das Kiefergelenk verschieben. Auch ein angeborener falscher Biss oder Weisheitszähne, die schief herauswachsen, sowie Brücken und Kronen, die nicht optimal angepasst sind, können zu einer Fehlfunktion im Kiefer führen. Wenn Sie als Kind schon einmal eine Spange getragen haben, kann auch dies ein Auslöser für einen Fehlbiss sein, denn die Zähne tendieren dazu, sich in ihre alte Position zurückzubewegen. Beim Zähneknirschen (Bruxismus) reiben und beißen die Zähne mit großem Druck aufeinander. Je früher das Knirschen behandelt wird, desto weniger Schaden kann es im Körper anrichten. Je länger Sie knirschen, desto mehr verlieren die Zähne an Substanz und werden mit der Zeit immer kürzer. Durch einen verspannten Kiefer kann sich die Kopfhaltung verändern, und der Körper gerät in Schieflage, da Kopf-, Kau- und Halsmuskulatur mit der Wirbelsäule eine Funktionseinheit bilden. Ihr Zahnarzt wird feststellen, ob Sie eine Knirscherschiene oder Aufbissschiene zur Entlastung benötigen. Die Kosten werden von der Krankenkasse getragen, eine Zuzahlung in Höhe von ca. 50 € kann je nach Kasse nötig sein.

»RESET«

Dies ist die Abkürzung für »Rafferty Energy System of Easing the Temporomandibular Joint«, was übersetzt bedeutet: »Rafferty Energie System zur Entlastung des Kiefergelenks«.

Es ist aus der Osteopathie und der craniosakralen Therapie bekannt, dass das Kiefergelenk einen außergewöhnlich starken Einfluss auf fast alle Körperfunktionen hat. Es spielt eine zentrale Rolle in der Kommunikation der Kopf-Steißbein-Achse und übernimmt eine wichtige Rückkopplungsfunktion zwischen Gehirn und Muskulatur. RESET ist eine manuelle Behandlung, die 1995 von dem Australier Philip Rafferty nach dem Grundsatz »Balancierter Kiefer – Balancierter Körper« entwickelt wurde. Beim »Rafferty Energie System zur Entlastung des Kiefergelenks« lösen verschiedene Ausgleichspositionen Verspannungen in der Kiefergelenksregion und am Kopf auf einfache und doch kraftvolle Weise. Die Behandlung wirkt sich auf den gesamten Körper wohltuend aus, weil das Kiefergelenk über Muskelstränge, Sehnen, Bänder, Nerven und Hormonregelkreise mit dem Gesamtsystem verbunden ist, eben mit der Halswirbelsäule, mit den Schultern und sogar mit dem Becken. Wenn wir also die Zähne bei Stress, Ärger oder Wut fest zusammenbeißen oder nachts mit den Zähnen knirschen, verspannt sich unsere Kiefermuskulatur.

Hierbei ist es wichtig zu beachten, dass unser Körper von Kopf bis Fuß von Hormonen gesteuert wird. Bei Stress und Dauerbelastung wird ein Zuviel des Botenstoffes Adrenalin produziert. Der Körper simuliert eine Notsituation, die Energien stauen sich, der Lebensfluss wird behindert. Auf körperlicher Ebene machen sich Beschwerden wie Tinnitus, Verspannungskopfschmerz, Migräne und andere Dysbalancen bemerkbar. Das RESET fördert eine Tiefenentspannung und eine vollständige Neubalancierung der Muskeln. Um ein wirkungsvolles Resultat zu erzielen, muss aber der Biss stimmig sein, wie auch beim CMD. RESET bieten Heilpraktiker, Physiotherapeuten und Osteopathen im Rahmen ihrer

Behandlung an (bei manueller Therapie/Osteopathie auch auf Kassenrezept mit Zuzahlung).

CMD (Craniomandibuläre Dysfunktion)

Wachen Sie morgens mit Kiefer-, Nacken- oder Schulterbeschwerden auf? Oder knackt Ihr Kiefer, wenn Sie den Mund auf- und zumachen? Leiden Sie zusätzlich zu Ihrem Tinnitus unter Migräne, Schwindel oder Nackenverspannungen? Dann sollten Sie in jedem Falle einen Zahnarzt aufsuchen, der sich speziell mit CMD auskennt.

Dieser Begriff beschreibt eine Fehlfunktion des Kiefers. Ober- und Unterkiefer stehen dann nicht in dem von der Natur vorgesehenen Verhältnis zueinander. Wenn die Kaumuskulatur auf Dauer angespannt ist oder das Kiefergelenkköpfchen nicht in seiner richtigen Position liegt, kann daraus Tinnitus entstehen. Aufgrund der räumlichen Nähe vom Kiefergelenk zum Ohr ist bei über 25 % aller Tinnitusbetroffenen eine zahnmedizinische Funktionsstörung die Ursache. Wenn Sie das Gefühl haben, dass Ihre Zähne nicht richtig aufeinanderpassen oder Sie den Mund nicht richtig öffnen können, weil irgendetwas »sperrt«, dann suchen Sie in jedem Falle nach einem CMD-Facharzt. Achten Sie auch einmal darauf, ob Sie immer nur auf einer Seite kauen. Ich selbst habe unbemerkt über zehn Jahre nur rechts gekaut, weil mich auf der linken Seite eine eingesetzte Krone beim Essen immer störte. So entstehen Fehlbelastungen, die irreparable Schäden hinterlassen. Wenn sich Ihr Ohrgeräusch verändert, sobald Sie den Unterkiefer bewegen oder den Kopf neigen, dann wird der CMD-Spezialist im Rahmen einer Ganzkörperanamnese prüfen, ob bei Ihrem Tinnitus eine CMD-Therapie sinnvoll wäre. Begonnen wird dann mit einer ca. siebenwöchigen Schienentherapie. Ziel ist die Wiederherstellung der physiologischen Bisslage, d.h. eines korrekten Zusammenspiels der Zähne. Dies wird erreicht durch eine DROS®-Schiene. Das ist eine eigens für Sie angefertigte Oberkiefer-Aufbissschiene, die in der ersten Phase die Fehlkontakte der Zähne aufhebt und für eine Entspannung der Muskulatur sorgt. In einer zweiten Phase wird der Unterkiefer wieder in seine physiologisch richtige Lage zurückgeführt. Die Schiene wird vor allem nachts getragen und einmal pro Woche vom DROS®-Therapeuten nachjustiert. Die gesetzliche Krankenkasse übernimmt diese Therapie leider nicht, sie müssen mit Kosten von über 3.000 € rechnen.

Fachbeitrag von Dr. Hinderk Ohling, CMD-Zahnarzt

Craniomandibuläre Dysfunktionen betreffen Patienten jeden Alters. Hinter dem Symptomenkomplex CMD verbirgt sich eine Vielzahl an Schmerzen und Beschwerden, nicht nur im Kopfbereich, sondern auch an Körpermuskulatur und knöchernem Bewegungsapparat. Daher erfordern die systematische Diagnose und Therapie eine interdisziplinäre Zusammenarbeit aller medizinischen Fachrichtungen. Grundlage der Problematik sind die komplexen Beziehungen und Wechselwirkungen zwischen Ober- und Unterkieferzähnen, den Kiefergelenken und den daran beteiligten Muskeln, die zusammen das stomatognathe System bilden.

Gerade auch die Multikausalität des Beschwerdebilds Tinnitus erfordert ein schrittweises, interdisziplinäres Herangehen an die Ursache. Nach dem »Zwiebelschalen-Prinzip« werden nach und nach die äußeren Schalen aufgebrochen, um dann schließlich an den Kern des Problems zu gelangen.

Die Untersuchungsmethode eines zahnärztlichen Funktionsdiagnostikers mittels Funktionsanalyse, Röntgenbildern und Modellherstellung von Ober- und Unterkiefer sowie die Behandlung mit einer diagnostischen Aufbissschiene wie der DROS®-Schiene, entspricht dabei einer Zwiebelschale als Möglichkeit, zur Ursache der Symptomatik Tinnitus zu gelangen.

Dazu muss man wissen, dass die räumliche Nähe von äußerem Gehörgang und Kiefergelenk, und hier besonders zur sensiblen »bilaminären Zone« – ein von Nerven und Blutgefäßen durchzogener Teil der Gelenkkapsel –, ein Hinweis darauf ist, dass die Ohrgeräusche mit einer Funktionsstörung von Zähnen und Kiefergelenken zusammenhängen können.

Findet z. B. bei abgeschliffenen Zähnen kein regelrechter Zahnkontakt mehr statt – man spricht von einer gestörten Okklusion –, senkt sich die Bisshöhe ab. Der Unterkiefer weicht in der Folge automatisch in eine Position nach hinten oben aus, der Kondylus des Gelenks gerät dadurch aus seiner physiologisch zentrischen Lage. Diese Lageveränderung, die immer auch einhergeht mit teils massiven Verspannungen der umgebenden Muskulatur, kann nun Druck auf die bilaminäre Zone ausüben, diese komprimieren und damit das Gehör irritieren. Dieser Prozess kann Ohrgeräusche bzw. eben Tinnitus auslösen.

Hier setzen Diagnose und Therapie mit der DROS®-Oberkieferaufbissschiene an. DROS® leitet sich ab von den Therapieschritten Diagnose – Relaxierung – Orientierung – Stabilisierung.

In einer ersten Phase diagnostiziert die Schiene die Fehlkontakte der Zähne (gestörte Okklusion) und erreicht eine Relaxierung der verspannten Muskulatur, ausgelöst durch die Lageveränderung des Unterkieferkondylus. Schon diese Entspannung der umliegenden Kau- und Kopfmuskulatur kann zu einer Linderung des Tinnitus führen. In einer zweiten Phase, in der das Plateau der Schiene in mehreren Schritten feinjustiert wird, kann sich der Kondylus wieder in seine korrekte physiologische Position orientieren, in einem weiteren Schritt in dieser Position stabilisieren.

In vielen Fällen verschwindet der Tinnitus (wie auch andere CMD-Beschwerdesymptome) nach Erreichen dieser stabilen zentrischen Bisslage. In einigen Fällen ist die Symptomatik zumindest gelindert. Das Erreichen der zentrischen Bisslage ist der Schlüssel zum Erfolg bei Tinnitus, der durch eine CMD ausgelöst wurde.

Um diese stabile Bisslage und dauerhaft Beschwerdefreiheit zu erreichen, sind in einigen Fällen prothetische Maßnahmen an den Zähnen erforderlich. So ist z. B. bei stark abradierten Zähnen, bei denen aufgrund von Zähnepressen/Zähneknirschen mehrere Millimeter Zahnhartsubstanz verloren gegangen sind, ein Wiederaufbau der korrekten Bisshöhe notwendig.

Da innerhalb des multifaktoriellen Geschehens fast immer auch psychoemotionaler Stress eine Rolle als Auslöser oder Verstärker des Symptoms Tinnitus spielt und somit die Verspannungen der Kau-, Kopf- und Gesichtsmuskulatur intensiviert, sollten immer auch passende Angebote zum Stressabbau sowie Entspannungstechniken in jedes Behandlungskonzept miteinbezogen werden.

Alternative Behandlungsmethoden

Akupunktur

In der traditionellen chinesischen Medizin (TCM) werden der Akupunktur die meisten Heilungschancen bei Tinnitus eingeräumt. Das Ziel besteht darin, den in den Organen gestauten Energiefluss zu harmonisieren. Dies geschieht durch gezielte Einstiche feinster Nadeln in die Haut, an den Akupunkturpunkten. Dabei werden Energiepunkte bearbeitet, die auf den sogenannten Meridianen liegen. In diesen Kanälen fließt nach der Lehre der TCM die Lebensenergie (Qi). Nach dieser 2.000 Jahre alten Lehre gibt es zwölf Hauptleitbahnen, jeder Meridian ist einem Funktionskreis (Organsystem) zugeordnet. Hierdurch werden vermehrt schmerzlindernde körpereigene EMS (Elektrische Muskelstimulation)-Endorphine freigesetzt. Die Durchblutung wird gesteigert, die Spannung des vegetativen Nervensystems und der angesprochenen Muskeln wird herabgesetzt. Die Ausschüttung des körpereigenen Cortisons wird gesteigert. All diese Aspekte sind auch für die Heilung des Tinnitus von Bedeutung. Bei der Ohrakupunktur ist nach dieser Lehre der Mensch mit all seinen Organen an bestimmten Punkten auf dem Ohr abgebildet. Wird also das Ohr akupunktiert, so wird der ganze Mensch behandelt. Akupunktur regt durch positive Regulierung des Energieflusses die Selbstheilungskräfte an.

Am gesamten Körper gibt es insgesamt 361 Hauptakupunkturpunkte, die durch unterschiedliche Techniken heilbehandelt werden. Besondere Erfolge werden bei Einsatz von Dauerakupunkturnadeln erzielt.

Kostenübernahme: Die Akupunktur ist bei bestimmten Indikationen eine Leistung Ihrer gesetzlichen Krankenkasse. Sollten Sie zusätzlich zu Ihrem Tinnitus z. B. Schmerzen im Bereich der Lendenwirbelsäule oder der Kniegelenke haben (muss in der Krankenakte bei Ihrem Arzt deutlich dokumentiert sein), die länger als sechs Monate bestehen und somit chronisch sind, dann haben Sie Anspruch (je nach Indikation) auf bis zu zehn bis 15 Akupunktursitzungen. Nur Ärzte mit der Zusatzbezeichnung Naturheilverfahren, die nachgewiesenermaßen über eine Akupunkturausbildung verfügen, können die Kosten direkt über die Krankenkasse abrechnen.

Neuraltherapie

Eine Neuraltherapie wird zu den alternativen Heilmethoden gezählt, sie lindert sofort Schmerzen, hilft bei organischen Störungen, ist durchblutungsfördernd und kann chronische Entzündungen und Blockierungen lösen. Lokale Betäubungsmittel werden an der betroffenen Körperregion direkt unter die Haut oder in ausgewählte Nervenbahnen gespritzt. Der Körper wird energetisch geschwächt, wenn er z. B. permanent mit Entzündungen und Verspannungen, sogenannten Funktionsstörungen, zu kämpfen hat. Besonders bei Narben wird die Neuraltherapie zur Störfeldbeseitigung eingesetzt. Durch das Einspritzen der Mittel wird ein Nervenreiz gesetzt und die körpereigene Steuerung und Ausgleichsfunktion aktiviert. Der Schmerz- und Entzündungskreislauf wird durchbrochen und dem Körper der Impuls zur Selbstheilung gegeben. Diese Therapieform eignet sich für eine Vielzahl von Beschwerden, sie beeinflusst alle Regelkreise des Organismus. Durchgeführt wird sie von naturheilkundlich arbeitenden Allgemeinmedizinern und Orthopäden, Osteopathen und Heilpraktikern. Je nach Diagnose ist eine Übernahme der Kosten durch die Krankenkasse möglich. Ansonsten müssen Sie ab 25 € pro Behandlung rechnen.

Tinnitus Retraining

Tinnitus Retraining, auch BE.THS Intensivwoche genannt, beinhaltet eine Behandlungseinheit für Tinnitus-, Hörstörungen und Sinnestherapien mit Einzel- und Gruppenangeboten. Sie werden eine Woche ambulant in einer Klinik eingecheckt als Tagesgast. D.h. Sie kommen morgens und gehen abends wieder nach Hause. Die Woche setzt sich zusammen aus kognitiver Verhaltenstherapie, Heileurythmie (ganzheitliche Bewegungstherapie), Physiotherapie (z.B. Haltungsschulung), musikunterstützter Tiefenentspannung und tinnituszentrierter Musiktherapie mit Hörtraining, progressive Muskelentspannung und Erlernung von Stressbewältigungsstrategien mit Zeitmanagement. Auch kann man sich, je nach Klinik, für Klangtherapie (Ton-Transfer-Therapie) und homöopathische Injektionen zur Durchblutungsförderung, Mikrozirkulation und lymphatische Ausleitung entscheiden. Hörgeräteakustiker runden das Angebot ab. Die Therapie variiert von Klinik zu Klinik. Das Programm startet mit einer Woche und geht dann über in eine Begleittherapie, die sich über zwei Jahre erstrecken kann. Ziel des Trainings ist es, sich an den Tinnitus zu gewöhnen und sich im Alltag nicht mehr von ihm beherrschen zu lassen. Gearbeitet wird nach dem »Neurophysiologischen Modell« von den Professoren Margareta und Pawel Jastreboff aus den USA. Hierbei wird die bewusste Wahrnehmung des Tinnitus in den Mittelpunkt gestellt sowie seine Verarbeitung im zentralen Nervensystem. Die Belastung des Patienten wird reduziert, indem man lernt, wie man den Tinnitus aus dem Bewusstsein ausschließen kann.

Das Retraining besteht aus einem Vier-Säulen-Konzept:

- Aufklärung und Beratung des Patienten über Tinnitus
- Verhaltenstherapie und psychologische Betreuung
- Erlernen von diversen Entspannungstechniken
- Hörgeräteversorgung

Das Retraining wird von der Krankenkasse übernommen. Sie erfahren viel über Tinnitus und lernen neue gute Therapeuten und Ärzte aus Ihrer Stadt kennen, die Ihnen mit Sicherheit weiterhelfen können. Dort arbeiten nur Spezialisten und Menschen, die sich für Tinnituspatienten engagieren. Wenn Sie die Möglichkeit haben, an einem Retraining teilzunehmen, sollten Sie das unbedingt tun. Fragen Sie Ihren Hals-Nasen-Ohren-Arzt nach einer teilstationären Einweisung, die Ihre Krankenkasse dann bewilligen muss.

ROLFING®

Erfunden wurde ROLFING® von der Biochemikerin Dr. Ida Rolf (1896–1979). Mit dieser Methode stabilisiert man den gesamten Muskelapparat und lernt Muskeln spüren, von deren Existenz man im Normalfall wenig oder gar nichts wusste. Die Haltung korrigiert sich, die Atmung wird tiefer, ein natürliches Gleichgewicht stellt sich ein. Durch z. B. anfängliche Fotoaufnahmen wird der »Istzustand« festgehalten, Fehlhaltungen werden erkannt. ROLFING® ist eine sehr intensive Therapie, die über mehrere Sitzungen gehen sollte. Der Therapeut lockert und streckt mit einer Art Bindegewebsmassage das gesamte Gewebe, Spannungen werden abgebaut, Verhärtungen lösen sich. Mit dem anschließenden Haltungstraining richtet sich der Körper auf, Bewegungseinschränkungen verschwinden.

Die Strukturen lösen sich, Vitalität und Wohlbefinden kehren zurück. Leider gehört ROLFING® nicht zum Leistungskatalog der gesetzlichen Krankenkasse, für eine Behandlung müssen Sie ab 75 € rechnen.

Sensomotorische Körpertherapie nach Dr. Thomas Hanna

Sensomotorik bezeichnet das Zusammenspiel von Sensorik und Motorik, d. h. das Miteinander von Gehirn-Nervenaktivität und den Bewegungen. Die Methode geht davon aus, dass Missempfindungen und Bewegungsstörungen immer zusammen auftreten. Gesunde Bewegungsmuster werden durch die Körpertherapie neu gespeichert und alte Muster durch bewusste Kontrolle von

Nerven und Muskeln gelöscht. Dr. Hanna hat diese somatische »Umprogrammierung«, aufgebaut auf die Feldenkrais-Methode, entwickelt. Die Übungen werden gänzlich ohne Anspannung ausgeführt, sie sollten mit einem geschulten Therapeuten eingeübt werden. Ziele der Therapie sind: Blockaden und ineffektive Bewegungsmuster aufzulösen und durch effektive zu ersetzen. Schmerzlinderung, leichteres Atmen und aufrechteres Gehen, mehr Beweglichkeit und Wohlbefinden im ganzen Körper. Kosten für eine Einheit: ab 50 €.

Feldenkrais-Methode

Feldenkrais ist eine Lernmethode nach Moshé Feldenkrais (1904–1984), die zum Ziel hat, die eigenen Körperbewegungen bewusst zu machen und achtsam zu steuern. Feldenkrais ging davon aus, dass der Mensch beständig den Wunsch hat zu lernen. Es werden Verhaltensveränderungen herbeigeführt und »alte Muster« mit der Zeit abgelegt. An erster Stelle beim Lernen standen für Feldenkrais die Bewegungen. Schon als Kind prägen wir uns Bewegungsmuster ein und verharren in diesen. Bei der Feldenkrais-Therapie werden unbewusst ausgeführte Bewegungsabläufe bewusst gemacht, es stellt sich eine neue Flexibilität auf körperlicher und geistiger Ebene ein. Für diese Methode benötigen Sie einen Lehrer, meist wird in Gruppen geübt. Auch Volkshochschulen bieten Kurse an.

Magnetfeldtherapie

Ist ein möglicher Auslöser für Ihren Tinnitus die Wirbelsäule, könnte Ihnen eine Magnetfeldtherapie helfen. Bereits vor 2.000 Jahren kamen magnetische Steine bei chinesischen Medizinern zum Einsatz. Auch die alten Römer und Ägypter wussten von der Heilkraft der Magneten und trugen magnetischen Schmuck. Die Erde selbst stellt den größten Magneten dar. Je nach Gerät werden verschiedene Frequenzen der Magnetfelder erzeugt. Das hat Auswirkungen auf den Zellstoffwechsel und die Durchblutung des Gewebes. Bei Abnutzungserscheinungen trägt sie dazu bei, dass sich der geschädigte Knorpel regenerieren kann. Trotz der Wirkungsweise ist diese Methode bei klassischen Medizinern umstritten, sie wird angeboten in/von orthopädisch und naturheilkundlich arbeitenden Praxen. Die Kosten werden von der Krankenkasse nicht übernommen. Für eine Sitzung müssen Sie mit Kosten ab 30 € rechnen.

Narbenentstörung

Der Energiekreislauf des Körpers wird durch tiefe Narben im Körper gestört. Diese bei Operationen veränderten Gewebebereiche senden dauernd feinste Impulse an das vegetative Nervensystem. Über das Meridiansystem werden alle Körperzellen mit Energie versorgt. Ist dieser Kreislauf durch z. B. eine Blinddarmnarbe durchbrochen, ist Ihr Innenohr energetisch unterversorgt, was Tinnitus zur Folge haben kann. Jede tiefergehende Narbe hat Auswirkungen auf den gesamten Energiekreislauf und kann an der individuell schwächsten Stelle des Körpers Krankheiten auslösen, oftmals erst Jahre später. Der oberflächliche Verlauf der Hauptmeridiane wurde wissenschaftlich mit den unterschiedlichsten Geräten aufgezeichnet, gemessen und bestätigt. Durch Narbenentstörung wird der gesamte Organismus grundreguliert, der Körper wird angeregt, Energiemängel auszugleichen. Willy Penzel (1918–1985) hat die Akupunkt-Massage (APM) etabliert. Sein Credo: »Krankheit ist eine Energieflussstörung«. Die APM-Massage nach Penzel wird in Physiotherapiepraxen und bei Heilpraktikern angewandt. Kosten: ab 30 € pro Anwendung. Auch zu Hause können Sie Ihre eventuellen Narben massieren und ausstreichen mit einer speziellen Creme, z. B. APM-Creme, in der Apotheke ab 9 €.

»Mit Andacht lies und Dich wird jedes Buch erbauen.
Mit Andacht schau und Du wirst lauter Wunder schauen.
Mit Andacht sprich nur und man hört Dir andächtig zu.
Mit Andacht bist Du stark und ohne Andacht ohnmächtig.«

FRIEDRICH RÜCKERT, DT. DICHTER, 1788–1866

HEILEN – ANREGEN

Dieses Kapitel stellt Ihnen einige Arzneien vor, die Sie auf dem Weg zur Heilung begleiten können.

Unterstützende Arzneimittel

Die folgenden Arzneimittel können Sie einnehmen, die oralen Gaben regen Ihren Heilungsprozess an.

Homöopathie

Das Wort Homöopathie kommt aus dem Griechischen und bedeutet übersetzt »ähnliches Leiden«. Christian Friedrich Samuel Hahnemann (1755–1843) war der Begründer der Homöopathie. Sie basiert auf dem Prinzip, »Gleiches mit Gleichem« zu heilen. Das bedeutet, dass als Heilmittel eine Substanz ausgesucht wird, die ganz ähnliche Symptome wie die Krankheit selbst hervorrufen kann.

Heilpflanzen, Mineralstoffe oder auch Gifte, z.B. Bienengift, werden potenziert (verdünnt) und unter Anwendung rhythmischer Prozesse und mit Alkohol, Wasser oder Milchzucker zubereitet. Die Homöopathie begreift den Menschen als Ganzes und behandelt nicht nur einzelne Symptome. Darum ist es sehr wichtig, einen versierten Homöopathen zu finden, der je nach eigener Konstitution und Vorgeschichte das richtige Heilmittel für Sie heraussucht und eine wirkungsvolle Dosierung bestimmt. Die seelische »Hintergrundschwingung« ist dabei ein wichtiger Faktor, nicht nur das körperliche Symptom. Eine Eigentherapie mit Globuli hilft meist nicht, da es rund 350 Heilmittel in der klassischen Homöopathie gibt, die bei Tinnitus wirksam sein können. Um das richtige Mittel zu finden, muss man tiefe Kenntnisse haben und auch den Charakter und die Vorlieben des Menschen miteinbeziehen. Dennoch sollen an dieser Stelle einige der wichtigsten bei Tinnitus verwendeten Globuli genannt werden. Im schlimmsten Falle haben sie keine Wirkung.

Globuli bei Tinnitus

Acidum Salicylicum (Salicylsäure) bei tosenden, klingelnden Geräuschen

Aconitum (Eisenhut) wenn Ihr Tinnitus Ängste bei Ihnen hervorruft

Apis (Bienengift) bei summenden Geräuschen

Calcium Carbonicum (Austernschalenkalk) bei Knallen, Knacken, Klingeln

China (Rinde des Cinchonabaumes) z. B. bei Erschöpfung, Überempfindlichkeit des Gehörs und bei Tinnitus mit verzerrter Lautwahrnehmung

Chininum sulfuricum (Chininsulfat) bei Pfeifen, Rauschen, Brummen

Coffea Cruda (Kaffeepflanze) bei Schlaflosigkeit und zur Beruhigung

Gelsemium (Gelber Jasmin) z. B. bei Tinnitus durch HWS-Syndrom

Hydrastis Canadensis (kanadische Gelbwurzel) bei dröhnendem, maschinenartigem Tinnitus

Hypericum (Johanniskraut) beruhigt die Nerven und kann das »Gedankenkarussell« anhalten

Lycopodium Clavatum (Keulenbärlapp) bei echoartigem Tinnitus und bei Brummen und Brausen

Nux Vomica (Brechnuss) bei Sausen, Brausen, Summen und pulssynchronem Tinnitus

Petroleum Rectificatum (Mineralöl) bei klopfendem Tinnitus

Phosphorus (Gelber Phosphor) bei Wind- und Echogeräuschen mit Widerhall

Pulsatilla (Küchenschelle) bei Verstopfungsgefühl und Stechen in den Ohren, bei pulssynchronem Tinnitus und bei Windgeräuschen

Sepia Oficinalis (Tintenfisch) bei Klingeln, Brummen, Rauschen.

Üblicherweise beinhaltet eine Gabe 3 x 5 Globuli/Tag.

Solunate

Solunate werden nach Rezepturen von den Alchemisten Paracelsus (1493–1541) und Alexander von Bernus (1880–1965) hergestellt. Die spagyrischen Heilmittel verbinden die klassische Homöopathie mit der Phytotherapie (Pflanzenheilkunde). Die Spagyrik kommt aus dem Griechischen und bedeutet »spao« herausziehen, trennen, und »ageiro« vereinigen, verbinden. Solunate werden hergestellt aus Heilpflanzen, Metallen und Mineralien. Ein wesentlicher Bestandteil der Spagyrik ist die Destillation. Es gibt von der Firma Soluna 28 Heilmittel, die zusammen ein ganzheitliches Therapiesystem bilden. Solunate stärken Seele und Geist.

Bei Tinnitus hilft:

Solunat Nr. 4 entspannt, entkrampft und stärkt das vegetative Nervensystem. Rezepturbestandteile sind kolloidales Silber, Silbercitrat und Tabakblätter. Abends fünf Tropfen vor dem Schlafengehen fördern einen tiefen, traumerfüllten Schlaf. Je nachdem, wie sehr der Schlaf gestört ist, kann man es ein-, zwei- oder dreimal pro Nacht einnehmen. Die maximale Dosis beträgt 15 Tropfen/Nacht.
Solunat Nr. 14 beruhigt Körper, Psyche, Geist und löst Spannungen. Rezepturbestandteile sind: Beifußkraut, Christrosenwurzel, Natrium-, Kalium- und Ammoniumbromid, Mistelkraut und Pfingstrosenblüte. Zur Einnahme werden 15 Tropfen auf eine Flasche Wasser vermengt und diese über den Tag verteilt getrunken.

Schüßler-Salze

Nach Dr. Wilhelm Heinrich Schüßler, Oldenburger Arzt und Homöopath, Begründer der Biochemischen Heilweise (1821–1898), sind diese Salze benannt. Es sind Mineralsalze, die eine zellregulierende und aufbauende Funktion haben. Die Schüßler-Salze regulieren die Mineralstoffverteilung im Körper und ergänzen den Mineralstoffbestand innerhalb der Zellen. Sie verbessern die Sauerstoffaufnahme der roten Blutkörperchen und regulieren die Durchblutung.

Bei Tinnitus wird empfohlen: 3–5 x täglich ein bis drei Tabletten.

- Nr. 1 Calcium Fluoratum für die Elastizität der Gefäße im Ohr
- Nr. 2 Calcium Phosphoricum bei Muskelverspannungen
- Nr. 3 Ferrum Phosphoricum erhöht die Sauerstoffversorgung im Ohr
- Nr. 4 Kalium Chloratum zur Blutverdünnung
- Nr. 7 Magnesium Phosphoricum ist das Universalmittel unter den Salzen, wirkt u. a. schmerzlindernd und entspannend. »Heisse 7«: Hierzu löst man zehn Tabletten mit heißem Wasser auf (Achtung: kein Metall zum Umrühren verwenden)
- Nr. 9 Natrium Phosphoricum reguliert den Säurehaushalt
- Nr. 10 Natrium Sulfuricum bringt Sie wieder ins Lot, gleicht aus
- Nr. 11 Silicea erhöht die Durchblutung im Ohr, entlastet das Gewebe
- Nr. 13 Kalium Arsenicosum zur Genesung, ist reinigend und stärkend
- Nr. 19 Cuprum Arsenicosum beruhigt das Nervensystem.

Alle hier angegebenen Heilmittel können Sie über die Apotheke beziehen, sie kosten zwischen fünf und 15 €.

Orthomolekulare Medizin

In der Orthomolekularen Medizin werden Vitamine, Mineralstoffe und Spurenelemente in hohen Dosierungen verwendet.

Ginkgo ist in der Tinnitustherapie sehr bekannt, es soll durchblutungsfördernd wirken, die Leistungsfähigkeit erhöhen und die Zellen und die Nerven stärken. Der Ginkgobaum wurde zum Baum des Jahrtausends gewählt als Symbol für Stärke und Hoffnung. Um den Ginkgobaum ranken sich Legenden, er gilt als lebendes Fossil. Es gibt weibliche und männliche Bäume, zudem ist er ein starker Baum, der gegen Umweltgifte praktisch resistent ist. Die Einnahme von Ginkgo wird im Allgemeinen gut vertragen, jedoch gibt es Patienten, die anfangs über eine Zunahme der Geräusche im Kopf klagen, andere stellen umgehend eine deutliche Verbesserung fest. Eine Zufuhr über mehrere Wochen ist notwendig, um einen Effekt beurteilen zu können. Ginkgo wird in der Naturheilmedizin wie auch in der klassischen Medizin verwendet. Ginkgoblätter könnten roh verzehrt werden, doch weisen sie einen sehr niedrigen Wirkstoffanteil auf. Daher sollten Sie auf ein Präparat aus der Apotheke zurückgreifen. Z. B. Ginkgo Biloba Tabletten oder Ginkgo-Dryopteris Urtinktur von Ceres, in der Apotheke ca. 15 bis 25 €.

Blutcheck durchführen

Folgend nenne ich Ihnen einige Maßnahmen, die Sie ergreifen können zur Verbesserung Ihres Tinnitus. Um sich ein umfassendes Bild der Erkrankung zu verschaffen, ist die Einbeziehung dieser Therapien ebenfalls von Relevanz.

Serotonin

Lassen Sie Ihren Serotoninspiegel (Kosten: ca. 35 €) messen. Besonders wenn Sie unter Schlafmangel, Stimmungsschwankungen, Migräne, permanenten Muskelverspannungen und Stress leiden. Serotonin besitzt im menschlichen Organismus vielfältige Wirkungen, es ist ein Gewebshormon, das u. a. die Spannung der Blutgefäße reguliert. Im Gehirn beeinflusst es mittel- oder unmittelbar fast alle Funktionen, es wirkt auch auf die Signalübertragung im zentralen Nervensystem. Serotonin ist für unsere emotionale Ausgeglichenheit verantwortlich. Ein ausgewogener Serotoninspiegel bringt uns Gelassenheit, Zufriedenheit und innere Ruhe, daher wird Serotonin vom Volksmund auch gerne »Glückshormon« genannt. Ein Serotoninmangel im Gehirn zeigt sich mit Symptomen wie depressive Stimmung, Angst, Aggression oder gesteigertem Appetit. Die Zufuhr von Serotonin selbst ist nicht möglich, da es vom Körper abgebaut wird, bevor es seine Wirkung entfalten kann. Daher kann man Serotonin auch nicht einfach essen. Das Medikament 5-HTP von VitaBasix® enthält eine natürliche Aminosäure, die den Serotoninspiegel deutlich anhebt. 200 mg 5-HTP täglich eingenommen steigern das Wohlbefinden und sorgen für eine ausgeglichene Stimmung. 60 Kapseln kosten etwa 70 €.

Q10

Q10 kommt praktisch in all unseren Zellen vor, es ist eine Schlüsselsubstanz für die Energiegewinnung in den Mitochondrien (die Kraftwerke der Zelle) und somit für unseren gesamten Organismus lebensnotwendig. Q10 ist ein vom Körper selbst gebildetes Antioxidationsmittel und schützt unsere Zellen vor dem Angriff freier Radikaler. Es stabilisiert die Zellmembranen der Haarzellen und schützt sie vor Reizüberflutung und toxischen Substanzen. Eine Studie der Charité Berlin hat eine signifikante Besserung bei Tinnituspatienten nach einer Q10-Einnahme nachgewiesen.
Mit dem Medikament normalisiert sich die Signalübertragung in den Nervenzellen. Daher lassen Sie Ihren Q10-Spiegel checken, gute Präparate gibt es in der Apotheke und im Reformhaus, z. B. Sanomit Q10, 30 ml ab ca. 30 €.

Selen

Bei Selen handelt es sich um ein essenzielles Spurenelement, das regelmäßig über die Nahrung zugeführt werden muss, da der Körper es selbst nicht bilden kann. Selen schützt die Zellen, stärkt das Immunsystem und wirkt auf den Regelkreis des zentralen Nervensystems. Es fördert die Mikrozirkulation, was besonders für die feinen Haarzellen im Ohr wichtig ist. Selen ist verstärkt enthalten in Paranüssen, Kokosnüssen, Kokosmilch, Kokosöl und Kokosraspeln, in Hülsenfrüchten, Knoblauch, Sesam, Sonnenblumenkernen, Hirse, Steinpilzen und Vollkorngetreide. Als Nahrungsergänzungsmittel sollten Sie täglich 200 Mikrogramm zuführen, z. B. mit Dr. Wolz Selen ACE 100 µg, 60 Stück ab ca. 7 €

Alle Vitamine auf einen Blick

Das **Vitamin B** ist eine Vitamingruppe, in der acht Vitamine zusammengefasst sind. Vitamin 1, 2, 3, 5, 6, 7, 9 (Folsäure) und B12. Sie sind besonders wichtig für die Energiegewinnung im Körper, den Stoffwechsel und die Nerven. Kartoffeln, Getreide, Obst und Gemüse enthalten Vitamine der B-Gruppe. Wer sich ausgewogen ernährt, sollte eigentlich keinen Mangel an Vitamin B haben, doch benötigen wir in Zeiten von Stress und körperlicher Anspannung eine erhöhte Dosis. Vitamin B12 ist der König unter den Vitaminen, kein anderes Vitamin hat einen vergleichbaren Einfluss auf unser körperliches, mentales und emotionales Wohlbefinden. Zu den vielfältigen Aufgaben von Vitamin B12 gehören Blutbildung und Entgiftung. Vitamin B12 kommt praktisch nur in tierischen Lebensmitteln vor wie Fleisch, Fisch und Eiern. Vitamin B wird meist als Kombinationspräparat (Vitamin-B-Komplex) angeboten, es wird oft eingesetzt bei Nervenschmerzen und Entzündungen.

Vitamin C, auch bekannt unter Ascorbinsäure, schützt unsere Zellen vor freien Radikalen, regt das Immun- und Entgiftungssystem an und ist an Stoffwechselprozessen des Hormon- und Nervensystems beteiligt. Es schützt unsere Gefäße und kräftigt das Gewebe, zudem fördert es die Aufnahme von Eisen aus der Nahrung, entgiftet und steigert das allgemeine Wohlbefinden. Vitamin C ist besonders enthalten in Sanddorn und Schwarzen Johannisbeeren, Petersilie, Kiwi, Paprika, Rosen- und Grünkohl, Brokkoli, Erdbeeren, Zitronen, Orangen und in Hagebutten. Auch viele andere Lebensmittel enthalten beachtliche Mengen an Vitamin C. Achten Sie beim Kauf von Vitamin-C-Produkten auf eine hohe sogenannte Bioverfügbarkeit und auf die Herstellung aus natürlichen Quellen. Etwa 200 mg ist die empfohlene Tagesdosis für Erwachsene.

Das »Sonnenvitamin« D hat eine absolute Schlüsselfunktion für die Gesundheit. Es ist an Tausenden von Regulierungsvorgängen im Körper beteiligt, es ist der meistunterschätzte Schutzschild für den Körper überhaupt. Vitamin D wird zu 90 % unter der Haut durch Sonneneinstrahlung gebildet. Es hemmt die Krebszellenentstehung und induziert die Zellentwicklung des Immunsystems. Die Liste der Krankheiten, die ein Vitamin-D-Mangel auslösen oder verstärken kann, ist lang, Vitamin D ist lebensnotwendig. Sie sollten immer mindestens 15 Minuten ohne sich einzucremen in die Sonne gehen. Ein Vitamin-D-Mangel senkt den Kalziumspiegel im Innenohr.

Ein Blutcheck beim Arzt gibt Auskunft über Ihren Vitamin-D-Haushalt, Präparate sind Dekristol 20.000 I. E. (rezeptpflichtig, 30 €) und Vigantol Öl (15 €).

Vitamin E ist ein essenzieller Vitalstoff, der über die Nahrung aufgenommen wird. Im Grunde ist es aber nicht nur ein einzelner Stoff, sondern bezeichnet eine ganze Familie von Antioxidantien. Es wirkt im Körper nur in Zusammenarbeit mit anderen Vitaminen und Enzymen. So benötigt es als Helfer z. B. Vitamin C und das Enzym Q10 sowie viele weitere Spurenelemente. Vitamin E lässt Wunden schneller heilen und strafft die Haut, es schützt die Zellen der Blutgefäße und hält die Arterien sauber und elastisch. Vitamin E ist besonders enthalten in Spargel, Avocado, Kürbis, Kohl, Schwarzwurzeln, Weizenkeimen, Spinat, Leinsamen, Mandeln, Haselnüssen und pflanzlichen Ölen wie Weizenkeim-, Sonnenblumen-, Sesam- und Leinöl. Sie sollten in jedem Fall pflanzliche Lebensmittel einem Präparat mit hochdosiertem Vitamin E vorziehen.

Das überlebenswichtige Spurenelement **Zink** erhöht die Produktion von weißen Blutkörperchen und T-Zellen in der Thymusdrüse. Leider nehmen wir mit unserer modernen Ernährung meist zu wenig davon auf, so ist es nicht verwunderlich, dass viele Menschen unter einem Zinkmangel leiden. Zink ist ein Alleskönner. Es aktiviert die Stoffwechselprozesse, stärkt unsere Abwehrkräfte und macht uns stark und belastbar. Es spielt auch eine bedeutende Rolle bei der Leistung unserer Sinnesorgane. So kann ein massiver Zinkmangel zu Hörverlust und Tinnitus führen – und im Umkehrschluss die Gabe von Zink den Tinnitus signifikant verbessern. Zink findet man in vielen Nahrungsmitteln wie beispielsweise in Fleisch und Bohnen. Meist wird ein Kombinationspräparat empfohlen, lassen Sie sich am besten in der Apotheke beraten.

Mineralien

In größeren Mengen kommen insgesamt sieben Mineralstoffe in unserem Körper vor, es sind: Chlor, Kalium, Kalzium, Magnesium, Natrium, Phosphor und Schwefel. Diese Stoffe sind die Bausteine für unser Körpergerüst, vor allem für die Knochen, Muskeln, die peripheren Nerven und das zentrale Nervensystem. Außerdem sind sie wichtige Kraftstoffe für unseren Kreislauf, Herz, Zähne, Haare, Haut und Nägel. Sie sind eine Transportsubstanz für Sauerstoff, Vitamine, Hormone und Enzyme. Ohne eine geeignete Menge an Mineralstoffen läuft bei uns im Körper gar nichts.

Chlor ist in Verbindung mit Natrium u. a. wichtig für die Weiterleitung von Nervenimpulsen. Wir nehmen durch unsere salzreiche Ernährung täglich meist zu viel an Chlor zu uns, sodass wir uns über eine Extrazufuhr sicherlich keine Gedanken machen müssen.

Kalium gehört für den menschlichen Organismus zu den essenziellen Mineralstoffen. Es wird immer wieder mit Tinnitus in Verbindung gebracht. Derzeit wird sehr stark in diese Richtung geforscht. Kaliumionen sind in jeder Zelle enthalten und an vielen zellulären Prozessen beteiligt. Zu diesen Prozessen gehören beispielsweise Entwicklung und Wachstum der Zelle sowie die neuromuskuläre Reizbarkeit. Kalium spielt eine wichtige Rolle für das menschliche Gehör, es reguliert die Aktivität der Hörzellen, die Hormone, allgemeine Gefäßfunktionen, den Säure-Basen-Haushalt und den Blutdruck. Kalium ist wichtig für die Verwertung von Proteinen und Kohlenhydraten und ist mitbeteiligt bei der Regulation des Wasserhaushaltes. Es ist ein Supernährstoff der Natur, daher sollten Sie täglich auf eine ausreichende Zufuhr von Kalium über Ihre Nahrung achten. Es ist verstärkt enthalten in: Karotten, Bohnen, Käse, Pilzen, Bananen, Datteln, Trockenfrüchten, Spinat, Kartoffeln und Vollkornprodukten. Sprechen Sie mit Ihrem Arzt über Ihren Kalium-Haushalt, da ein Zuviel an Kalium sogar eine Teilschuld am Auftauchen von Tinnitus haben kann!

Kalzium ist bekannt als das »Knochenmineral«. Unsere Knochen und Zähne bestehen zu einem großen Teil aus Kalziumverbindungen. Es stabilisiert die Zellwände, steuert Enzyme und ist beteiligt an der Reizübertragung in den Nerven- und Muskelzellen. Kalzium ist wichtig für den Energiestoffwechsel und für die Verdauung. Außerdem ist es für die Regulation des Säure-Basen-Haushaltes und die Blutgerinnung unerlässlich. Kalzium ist enthalten in Mineralwasser und allen Milchprodukten.

Das »Anti-Sausen-Mineral« **Magnesium** verbessert den Blutfluss zum Innenohr, entspannt und entkrampft. Magnesium wirkt auf zwei verschiedene Arten. Zum einen wirkt es sich entspannend auf die Muskulatur und das Nervensystem aus, dadurch trägt es zum allgemeinen Wohlbefinden bei und beugt Stress vor. Zum anderen kommt es, als direkte Folge der Muskelentspannung, auch zu einer Weitung der Blutgefäße, dies wirkt sich zudem positiv auf den Blutdruck aus. Viel Magnesium enthalten beispielsweise Fisch, Geflügel, Bananen, Nüsse, Sonnenblumen- und Kürbiskerne, Kartoffeln, Hirse, Kichererbsen, Leinsamen, Weizenkeime, Naturreis,

Mandeln, Sojabohnen, Kohlrabi, Spinat und Kakao. In der Apotheke erhalten Sie organische Magnesiumpräparate, die eine hohe Verwertung haben und schnell aktiv werden, z. B. Magnesium Diasporal 400 mg, Trinkgranulat, ab 15 €.

Natrium ist im Körper für die Weiterleitung von Nervenimpulsen zuständig, aber auch für die Wasserverteilung und die Muskelarbeit. Natrium ist in vielen Lebensmitteln enthalten, wir führen es zu einem Großteil über das Würzen unserer Speisen mit Kochsalz zu.

Phosphor wird über die Nahrung als Phosphat aufgenommen. Phosphor hat zahlreiche Funktionen im Körper, u. a. ist es für die Energiebereitstellung und Speicherung mitverantwortlich. Phosphor ist in praktisch jedem Nahrungsmittel vorhanden, sodass eine Mangelerscheinung bei vernünftiger Ernährung kaum zu erwarten ist.

Schwefel spielt beim Eiweißstoffwechsel und bei der Entgiftung eine große Rolle. Schwefel ist in praktisch jedem Nahrungsmittel vorhanden, eine Mangelerscheinung ist daher nahezu ausgeschlossen.

Nur im Notfall

Wenn es Ihnen wirklich schlecht geht und Sie Ihren Alltag kaum mehr bewältigen können, Sie intensiv darüber nachdenken, ob es nicht vielleicht besser wäre, evtl. nicht mehr zu leben, dann gehen Sie zu Ihrem Arzt und lassen sich ein starkes Medikament verordnen, das Ihnen hilft, in dieser Zeit Ihren Alltag besser zu meistern. Diese Mittel helfen Ihnen nicht auf lange Sicht bei der Heilung Ihres Tinnitus, lassen Sie aber Ihre momentane Situation besser aushalten. Durch die entspannende Wirkung tritt meist eine Linderung der Geräuschkulisse in Ihrem Kopf ein. Alle diese Mittel machen abhängig und sind sicher nicht geeignet, über einen längeren Zeitraum eingenommen zu werden. Wenn Sie aber in einem Tief stecken und nicht mehr ein noch aus wissen und zudem das Gefühl haben, dass das Leben nicht mehr lebenswert ist, dann kann eines dieser Mittel vorübergehend »Ihre Rettung« sein:

Das Psychopharmakon Lorazepam ist ein Arzneistoff und gehört zur Gruppe der Benzodiazepine, es hat eine angstlösende, beruhigende, krampflösende und entspannende Wirkung. Außerdem wirkt es, je nach Dosierung, schlaffördernd. In der Notfallmedizin wird es eingesetzt, um epileptische Anfälle zu stoppen. Lorazepam steht im Verdacht, die Demenzerkrankung zu begünstigen, allerdings konnte das bisher nicht nachgewiesen werden. Die rezeptpflichtigen Medikamente aus dieser Gruppe heißen Lorazepam dura, Tavor und Tolid.

Arzneimittel für epileptische Anfälle, sogenannte Antikonvulsiva wie Clonazepam, können helfen, die Einstufung der Belästigung durch den Tinnitus zu reduzieren.

Caroverin ist ein Glutamatrezeptorblocker, der die Aufnahme von Glutamat in die Nervenzellen verhindert, die für die Entstehung und Aufrechterhaltung des Tinnitus verantwortlich sind. Der überlastete Hörnerv erholt sich. Caroverin ist nur in der Schweiz und in Österreich zugelassen.

Auch gefäßerweiternde Medikamente wie z.B. Hydergin können helfen, die Symptome zu lindern. Vielleicht entscheidet Ihr Arzt, dass Sie Antidepressiva brauchen, z.B. Mirtazapin. Lassen Sie sich in jedem Falle etwas verschreiben – sei es nur für den Notfall, für den Sie etwas im Haus haben wollen.

»Glücklich sein ist eine Entscheidung,
denn lachen macht mehr Spaß als weinen.«

SAMUEL KOCH, *1987

TRAINIEREN – ANWENDEN

Zunächst einmal ist es wichtig, dass Sie sich in eine positive Grundhaltung bringen. Ich weiß genau, wie sehr Sie leiden und wie schlimm das Leben mit diesem Geräusch im Kopf ist. Im Grunde zählt, wie immer im Leben, nur Ihre innere Einstellung, um die Dinge zum Guten zu wenden.

Sein im Moment

Ein kleines Beispiel soll uns hier zur Verdeutlichung dienen: Einem Mann wird (aus welchem Grund auch immer) ein Bein amputiert, nun sitzt er erst mal im Rollstuhl. Was kann er tun?

Möglichkeit 1: Er bleibt dort sitzen, bemitleidet sich selbst und hadert mit seinem Schicksal. Er wird den Rest seines Lebens damit verschwenden, griesgrämig und unglücklich zu sein und darüber nachzudenken, was er nun alles nicht mehr machen kann.

Möglichkeit 2: Er akzeptiert seine Situation, steht aus seinem Rollstuhl auf, schnallt sich eine Prothese um und lebt sein Leben weiter wie bisher und fährt vielleicht sogar noch damit Ski. Er erkennt, dass es im Leben wenig unüberwindbare Barrieren gibt, sondern dass mit Motivation und positivem Denken fast alles möglich ist.

Welcher von beiden möchten Sie sein? Welcher von beiden sind Sie gerade? Erlauben Sie Ihrem Gehirn, Ihr Kopfgeräusch zu akzeptieren, dann wird es in der Folge nicht mehr als bedrohlich eingestuft.

Denken Sie an Samuel Koch, der sich am 4. Dezember 2010 bei der Fernsehsendung »Wetten, dass« so schwer verletzte, dass er seither vom Hals abwärts querschnittsgelähmt ist. Dieser junge Mann ist ein leuchtendes Beispiel dafür, wie man positiv sein Leben weiter gestalten kann. Trotz seines Handicaps hat Samuel Koch eine Schauspielausbildung absolviert, spielt im Theater, im Kino und im Fernsehen.

Was bedeutet »annehmen«?

Tinnitus kann im weitesten Sinne auch eine Behinderung im Leben sein, und es fällt Ihnen sicherlich schwer, dieses Geräusch, das Sie so sehr quält, anzunehmen. Ich weiß, dass das nicht von heute auf morgen möglich ist, bei mir selbst war das ein jahrelanger Prozess.

Der Duden gibt uns für das Wort »annehmen« folgende Definition: Etwas (gerne und ohne Bedenken) entgegennehmen, nicht zurückweisen. Weisen Sie Ihren Tinnitus nicht mehr zurück, kämpfen Sie nicht länger dagegen an, das ist ein Kampf, den Sie nicht gewinnen können. Wenn Sie »das große Ganze« – IHR ZIEL – im Kopf haben, künftig wieder gesund und ohne quälende Geräusche im Kopf zu leben, fällt es Ihnen leichter.

Ein Mann beschrieb mir mal sein Geräusch als hohen Ton. Er sagte: »Ich habe mich entschieden, dieses Pfeifen als meinen kleinen Freund anzunehmen. Er begleitet mich und gibt mir Achtsamkeit. Immer, wenn er besonders laut ins Bewusstsein tritt, merke ich, dass ich einen Gang zurückschalten muss.«

Wenn Sie gerade in einem Tief feststecken, ist es schwierig, an das zu glauben, was ich Ihnen schreibe. Aber schauen Sie, es gibt Tinnitusler, die schon als Kinder erkrankt sind und heute als Erwachsene sagen: »Ich lebe mit diesem Geräusch schon, so lange ich denken kann, ich kenne es gar nicht anders.« Natürlich ist es nicht so, dass Sie sich jetzt lediglich mit Ihrer Situation abfinden sollen. Genauso wenig gibt es die eine Medizin oder den einen Arzt, der Ihnen helfen kann, um anschließend so weiterzumachen wie bisher. Es ist vielmehr ein Lernprozess und eine Lebenseinstellung, begleitet von der intensiven Suche nach dem Auslöser.

Wie denken wir über Tinnitus?

Tinnitus zu haben lässt sich mit einer Narbe im Innenohr vergleichen, die man zwar nicht sehen, aber hören kann. Untersuchungen belegen, dass nicht die Lautstärke oder die Art des Tones den Belästigungsgrad bestimmt, sondern vielmehr die Bewertung des Gehirns (also Ihre innere Einstellung und Ihre Gedanken), wie quälend das Geräusch wahrgenommen wird. In jeder Sekunde des Tages wirken unzählige Sinneseindrücke auf uns ein, das Gehirn ist gewohnt, unwichtige Signale zu unterdrücken und auszufiltern. Unser Tinnitus ist eines dieser unwichtigen Signale, die wir permanent bewusst und gleichzeitig als störend wahrnehmen, wenn wir ihm eine bedrohliche Bedeutung beimessen. Wie bei jeder anderen Krankheit auch wird sich eine Besserung einstellen, wenn wir die richtigen Bedingungen dafür schaffen. Je mehr Hebel Sie in Bewegung setzen und Fortschritte auf Ihrem persönlichen Heilungsweg machen, umso kleiner wird mit der Zeit »Ihr Problem« werden. Umso besser werden Sie sich künftig fühlen und leben.

Tinnitus kommt aus dem lateinischen »tinnere« = klingeln, spanisch »el timbre« = die Klingel. Das bedeutet im übertragenen Sinne: Jemand klingelt bei Ihnen an, also gehen Sie und öffnen die Tür (öffnen sich)!

Ich bin der lebende Beweis, dass eine persönliche Langzeitstrategie zur Kontrolle und Verminderung des Tinnitus führt. Es dauert seine Zeit, aber letztendlich kann jeder Interessierte seine Lebensweise finden, um das Geräusch schrittweise auf eine niedrige Intensität einzustellen und seinen Zustand zu stabilisieren.

Aktiv leben – Praxisteil mit Übungen

Nachfolgend zeige ich Ihnen einige Übungen, mit denen Sie lernen, Ihre Aufmerksamkeit auf etwas anderes als Ihren Tinnitus zu richten. Es geht darum, dass Sie selbst aktiv werden und beginnen, an Ihrer Heilung zu arbeiten. Sie müssen nicht täglich alle Übungen machen. Suchen Sie sich die heraus, die Sie am meisten ansprechen. Wichtig ist, dass Sie Freude an der Durchführung haben. So werden Sie immer wieder von ganz alleine daran denken und die Übungen oft wiederholen und in Ihr Leben integrieren. Natürlich können Sie sich bei allem auch in professionelle Hände begeben, aber Sie können auch alleine unendlich viel erreichen!

Ärger managen

Wenn wir uns ärgern, können wir kaum einen klaren Gedanken fassen. Der Körper befindet sich in Aufruhr, eine heiße Welle der Wut schwappt über uns. Die Gedanken rasen, und wir sind wie gelähmt, unser Herz verschließt sich. Unsere Ohren pulsieren, rauschen, pfeifen, lauter und noch unerträglicher, als sie es sonst tun. Ärgerlich am Ärger ist, dass man sich selbst schadet, ohne etwas an dem zu verändern, worüber man sich ärgert. Leider verändern Wut und Zorn die Welt nicht. Wer seinem Ärger und seiner Wut nur Luft macht, ändert nichts. Es ist sogar so, dass sich zu ärgern bedeutet, für die Fehler der anderen zu leiden. Das ist das Geheimnis von Menschen mit großer Gelassenheit, sie ärgern sich weniger. Menschen, die mit sich »im Reinen« sind, kann kaum etwas aus ihrer inneren Ruhe holen, alles prallt an ihnen ab. Sie strahlen Ruhe, Kraft und Sicherheit aus. Ist das nicht ein erstrebenswerter Zustand?

Welchen Ausgang eine Situation nimmt, bestimmen Sie allein. Sie selbst sind der Steuermechanismus, es liegt in Ihrer Entscheidungsgewalt. Haben Sie das schon einmal erkannt? Ob Sie explodieren oder ruhig bleiben, wenn Sie Wut und Ärger zulassen – Sie selbst sind der Verursacher (und nicht das Opfer) Ihrer eigenen Gefühlswelt. Angreifbar ist man besonders, wenn das eigene Selbstwertgefühl angetastet wird. Mit sich selbst Nachsicht zu üben und anderen Ihre Fehler leichten Herzens zu verzeihen, das wäre der Königsweg!

Je mehr wir lernen, uns so anzunehmen, wie wir sind, umso weniger ärgern wir uns über uns selbst und bleiben gelassen, wenn andere Fehler machen. Wut ist ein Zeichen, dass Sie stark verletzt und getroffen worden sind. Behalten Sie die Macht über Ihre eigenen Gefühle, erlauben Sie niemandem auf der Welt, Ihre Emotionen zu kontrollieren. Ärgern Sie sich (wenn überhaupt) nur über das, was Sie selbst ändern können und wollen. Motivieren Sie sich, die Vorteile aus der jeweiligen Situation zu ziehen, in allem lässt sich etwas Positives finden, manchmal muss man nur genauer hinsehen.

Für Ihren inneren Frieden erlauben Sie dem Ärger und der Wut, da zu sein. Indem Sie Ihre Gefühle annehmen, lassen Sie »schlechte« Gefühle los. Wenn Sie negativen Gefühlen erlauben, da zu sein, und ihnen inneren Raum geben, lösen sie sich auf. Wir versuchen gerne, wenn wir verletzt wurden, diese Gedanken wegzuschieben und zu verdrängen. Das Ergebnis ist, dass diese Erinnerungen permanent vor unserem inneren Auge wieder auftauchen. In Gedanken schimpfen wir vor uns hin, sagen alles das, was uns in dem Moment nicht eingefallen war. Immer und immer wieder. Unsere Empfindungen sind »festgefahren«, unser Geist blockiert.

Wenn Sie sich geärgert haben, nehmen Sie sich einen Augenblick Zeit und setzen sich in Ruhe hin, sammeln sich und atmen ruhig und tief durch. Dann lauschen Sie in der Stille Ihren inneren Stimmen als Beobachter. Gehen Sie in diese belastende Situation intensiv hinein. Sie brauchen nicht zu reagieren, nicht antworten, nichts tun. Nur lauschen und fühlen und wahrnehmen. Sie schauen nur von außen zu, alle Gedanken, alle Stimmen, alle

Empfindungen, alles darf sein. Irgendwann lösen sich die negativen Gefühle auf und gehen in einen neuen, leichteren Zustand über.

Die Befreiung Ihrer negativen Emotionen erfahren Sie durch freigeben, lösen, sein lassen – gehen lassen. Nicht bewerten, nur lassen. Sie beobachten das unpersönliche Wesen dieser Gefühle, die Sie so persönlich genommen haben. Sie stoppen die immer wiederkehrende Wiederholung dieser Gefühle und Gedanken nur, indem Sie in das Gefühl hineingehen, es annehmen und somit auflösen.

Wenn sich Ihre Emotionen wieder beruhigt haben, dann ist die richtige Zeit, Ihre Zorngedanken bewusst wahrzunehmen und zu analysieren:

- Was fühle ich und warum komme ich immer wieder in diese Situation, was löst sie aus?
- Warum habe ich die Reaktion des anderen so persönlich genommen? Das Verhalten Ihres Gegenübers hat nichts mit Ihnen zu tun, sondern mit seinen Erwartungen, Erfahrungen und Ansichten. Sie bewerten nichts und lassen nur sein.

Sie entscheiden, wie Sie Ihren Ärger ausdrücken und verarbeiten, indem Sie ihn z. B. aufschreiben oder ansprechen. Am besten ist es, von sich selbst zu reden und bei den eigenen Gefühlen zu bleiben, nicht den anderen mit Vorwürfen zu bedrängen. Machen Sie Verbesserungsvorschläge, zeigen Sie Lösungswege auf, geben Sie konstruktive Denkanstöße. Lächeln Sie dabei.

Heileinprägung

Sie sind in Ordnung so, wie Sie sind. Wenn Sie einen Fehler gemacht haben, nehmen Sie diesen wahr, aber verurteilen sich dafür nicht. In allem gelingt es Ihnen, etwas Positives zu erkennen. Alles ist menschlich, Fehler können behoben werden. Ihr Selbstwertgefühl ist groß, Sie sind der wichtigste Mensch in Ihrem Leben. Sie sind offen für Liebe, Mitgefühl, Güte, Vertrauen und Heilung. Sie erkennen: Meist lohnt sich Ärger nicht, Sie haben die Größe, über Ihren Ärger zu lachen!

Sollte es doch passiert sein und Sie sich massiv geärgert haben, dann laufen Sie los, gehen spazieren oder machen Sport. Bei Ärger wird viel Adrenalin ausgeschüttet, das nicht abgebaut wird und auf Dauer, genauso wie bei Stress, körperliche Schäden anrichtet. Sport baut Adrenalin zuverlässig ab.

Akupressur

Die Akupressur erfolgt nach der gleichen Methode wie die Akupunktur, nur ohne Nadeln. Nach den Lehren der Traditionellen Chinesischen Medizin (TCM) gibt es in jedem Körper zwölf Hauptmeridiane. Sie sind die sogenannten Kanäle, durch die das Qi (Energie) fließt. Jedem dieser zwölf Meridiane wird ein Organ bzw. eine Organgruppe zugeordnet. Insgesamt gibt es über 400

Akupressurpunkte

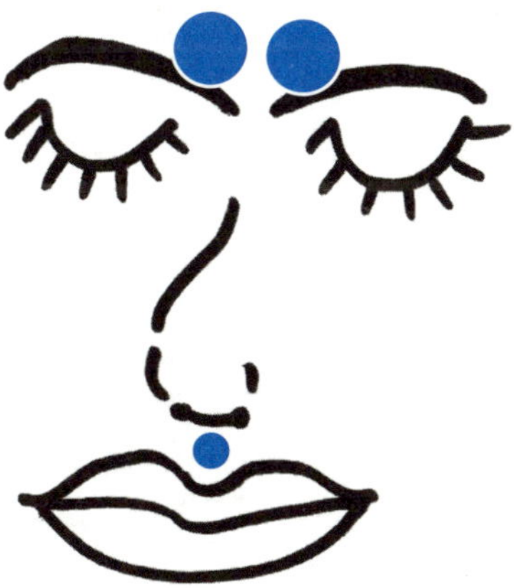

- Am inneren Ende der Augenbrauen
- zwischen Nase und Mund

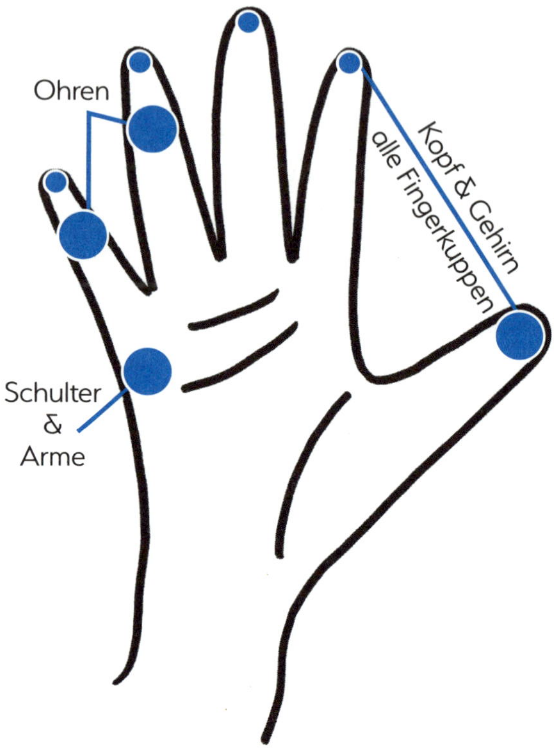
Ohren
Kopf & Gehirn
alle Fingerkuppen
Schulter
&
Arme

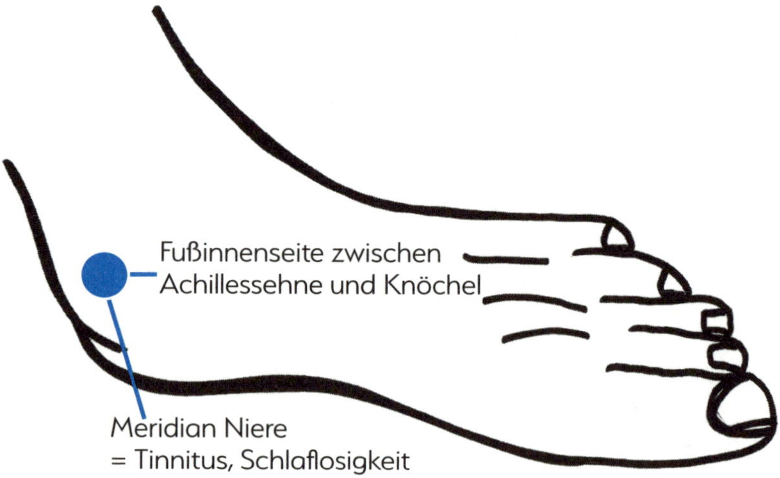
Fußinnenseite zwischen
Achillessehne und Knöchel
Meridian Niere
= Tinnitus, Schlaflosigkeit

Akupressurpunkte am ganzen Körper. Ein z. B. durch Narben unterbrochener Meridian kann völlig unterschiedliche Beschwerden verursachen und an verschiedenster Krankheitsentstehung beteiligt sein. Haben Sie auf der gleichen Körperseite, auf der Sie Ihren Tinnitus hören, Narben von Operationen oder alte, tiefe Verletzungen? Das kann ein wichtiger Faktor sein! Auf den Meridianen liegen die Akupressur- bzw. Akupunkturpunkte. Durch Akupressur können wir Blockaden im Körper lösen und den Energiefluss wieder strömen lassen. Nach der Traditionellen Chinesischen Medizin ist ein Körper, in welchem das Qi ungebremst fließen kann, gesund. Ein Körper, in welchem das Qi blockiert ist, ist krank.

Die auf den nebenstehenden Zeichnungen markierten Stellen können Sie drücken, klopfen oder in Kreisen massieren. Sie bewegen dabei die Muskeln und das Unterhautgewebe mit. Arbeiten Sie mit und gegen den Uhrzeigersinn. Wärmen Sie Ihre Hände an, bevor Sie die Akupressur vornehmen, und bleiben Sie mindestens jeweils eine Minute auf jedem Punkt, besser länger. Die Übungen lassen sich leicht in Ihren Alltag integrieren (z. B. gleich morgens im Bett beim Aufstehen und abends vor dem Schlafengehen). All diese Übungen wirken nur, wenn Sie wirklich dauerhaft ausgeführt werden.

Aktives Weghören

Genau so, wie Sie den ganzen Tag »hinhören« und Ihren Tinnitus permanent wahrnehmen, können Sie auch lernen, wegzuhören. Trainieren Sie täglich solange, bis es Ihnen gelingt, kurzzeitig nichts mehr hören. Das ist der entscheidenden Punkt! Die geräuschlosen Sequenzen gilt es dann auszuweiten, sodass sie beim Training täglich länger werden.

Handübung

Besorgen Sie sich einen kleinen Anti-Stress-Ball für die Hand (ab 5 €). Das sind kleine Bälle, die weich gefüllt sind, meist mit kleinen Kügelchen, und ein leises knisterndes Geräusch beim Drücken erzeugen. Alternativ können Sie auch einen alten Strumpf nehmen, ihn z. B. mit Reis oder Bohnen befüllen und zubinden. Wichtig ist nur, dass Sie etwas Angenehmes in der Hand haben, das ein leises Geräusch erzeugt und transportabel ist. Nun halten Sie den Ball ans Ohr und drücken ihn. Sie fühlen den Ball und hören das Geräusch, das er erzeugt.

Die Übung besteht darin, sich voll und ganz auf den Ball und sein Geräusch zu konzentrieren. Wenn Sie den Ball in der Hand haben, ihn ansehen und drücken, sprechen Sie mit dieser Übung drei Ihrer fünf Sinne an. Fühlen, Sehen und Hören. Versuchen Sie, Ihre ganze Aufmerksamkeit auf den Ball zu lenken, Ihr Ohrgeräusch wird dabei im optimalsten Fall kurz in den Hintergrund treten. Üben Sie, sooft es geht, und trainieren mit dieser Aufmerksamkeitsübung das aktive Weghören.

Kopfübung

Teilen Sie Ihren Kopf »bildlich« in zwei Hälften. Je nachdem, auf welcher Seite Ihr Tinnitus ist, konzentrieren Sie sich auf die gegenüberliegende Seite. Haben Sie den Tinnitus links, liegt Ihr Fokus auf dem rechten Ohr, haben Sie den Tinnitus rechts, liegt Ihr Fokus auf dem linken Ohr. Haben Sie beidseitig Tinnitus, konzentrieren Sie sich auf Ihre Stirn.

Machen Sie die Übung mit geöffneten oder geschlossenen Augen. Sie gehen mit den Augen auf die gegenüberliegende Seite Ihres Tinnitus und legen Ihre ganze Konzentration auf das jeweils »ruhige« Ohr oder die Stirn. Sie spüren die Anspannung der Augenmuskeln, innerlich fühlt es sich so an, als ob Sie mit Ihrem Bewusstsein zu Ihrem »ruhigen« Ohr oder der Stirn (mit den Augen nach oben) hinausklettern wollten. Suchen Sie sich eine Farbe aus und stellen Sie sich diese Farbe im Ohr oder innen an der Stirn vor. Sie spüren, wie der Kopf in diese Richtung zur Seite zieht, oder wenn Sie den Fokus auf der Stirn haben, nach vorne und oben. Ihre Ohrgeräusche lassen Sie hinter sich, Ihre Aufmerksamkeit ist ganz »zur ruhigen Seite oder nach vorne« ausgerichtet. Die Anspannung haltend, konzentrieren Sie sich nun auf ein Geräusch aus Ihrer Umgebung. Egal was: die Geschirrspülmaschine, das Radio, den Wind draußen usw. Hören Sie dort hin und halten Sie Augen und Konzentration am »guten« Ohr/der Stirn. Sie spüren sich ganz intensiv dorthin. Diesen Fokus mit der Anspannung der Augen und der Farbvisualisierung müssen Sie wirklich täglich üben, am besten mehrmals. Das können Sie wiederholen, wo auch immer Sie gerade sind. Niemand wird wissen, dass Sie gerade eine aktive Hörübung durchführen.

Irgendwann werden Sie feststellen, dass Ihr Geräusch kurz in den Hintergrund getreten ist und weg war. Diesen Moment müssen Sie ausweiten und perfektionieren. Die Sequenzen werden mit der Zeit länger, schon bald können Sie Ihr Geräusch beeinflussen. Wenn es dann wieder laut und störend in Ihr Bewusstsein kommt, machen Sie Ihre Übung. Dann gehen Sie weiter Ihrem Alltag nach, und immer öfter und immer schneller wird das laute Geräusch im Ohr in den Hintergrund treten. Machen Sie diese Übung unbedingt auch abends beim Einschlafen.

Das vom Tinnitus geplagte Ohr zeigt nach oben zur Zimmerdecke. Wenn Sie auf der Seite liegen, haben Sie weniger Druck am Ohr und somit weniger Geräusche. Sie konzentrieren sich nun, wie Ihr »stilles« Ohr auf dem Kissen aufliegt, die Augen gehen geschlossen Richtung Kissen. Auf welches Geräusch können Sie sich konzentrieren? Das Atmen Ihres Partners/Ihrer Partnerin, das Gluckern der Heizung, Straßengeräusche? Wenn Sie nichts haben, woran Sie sich festhalten können, weil es in Ihrem Schlafzimmer einfach still ist, dann konzentrieren Sie sich auf Ihren Atem. Das Gleiche erfolgt, wenn Sie auf dem Rücken liegen und sich auf Ihre Stirn konzentrieren. Mit dem Atem haben Sie am leichtesten Zugang zu einem regelmäßigen Geräusch. Auf den nächsten Seiten erfahren Sie, wie Sie ihn gezielt einsetzen können.

Atemübungen

Der Atem ist unser Motor. Im Atem steckt unsere Kraft. Der Atem bringt uns Heilung. Mit einem sicheren Körpergefühl können Sie gezielt auf Ihren Tinnitus einwirken. Atem- und Visualisierungsübungen helfen Ihnen dabei. Die Visualisierung kommt von der Tiefenpsychologie und wird mit großem Erfolg bei vielen Störungen eingesetzt. Loslassen kostet weniger Kraft als festhalten, und doch ist es viel schwerer! Versuchen Sie, wenn Sie angespannt sind, eine kleine Übung (dauert keine zwei Minuten). Sie können diese Übung im Sitzen oder Stehen machen:

1. Atemübung: Sie atmen tief durch die Nase in den Bauch ein, der Bauch wölbt sich nach vorne, der untere Brustkorb füllt sich mit Luft. Wenn Sie nicht weiter einatmen können, atmen Sie langsam durch den Mund aus. Beim Ausatmen stellen Sie sich vor, wie Ihr Atem nach unten über das Kinn, die Brust, den Bauch und die Füße zum Boden gleitet und immer weiter, immer weiter bis zur nächsten Wand, bis Sie keinen Atem mehr haben. Stellen Sie sich vor, Sie atmen alles aus, was Sie belastet. Sie atmen länger aus als ein und entleeren Ihre Brust und den Bauchraum völlig. Nun atmen Sie wieder tief in den Bauch ein, beim zweiten Ausatmen geht Ihr Atem nach oben, Sie können sich vorstellen, dass Ihr Atem grauer Rauch ist, über die Nase, die Stirn, den Kopf, am Körper entlang nach unten über den Nacken, den Rücken, die Beine und dann über den Boden nach hinten weiter, bis Sie keinen Atem mehr haben. Sie atmen wieder ein, und mit dem dritten Atemzug ist ihr Atem weiß und hell, Sie hüllen Ihren Körper damit nach allen Seiten in eine weiße, hell leuchtende, glitzernde Wolke. Schön ist es in dieser Wolke, Sie fühlen sich geborgen. Beim nächsten Einatmen spannen Sie Ihren gesamten Körper kurz an und erhöhen den Muskeltonus so weit, wie Sie können, und halten kurz an. Beim Ausatmen lassen Sie ganz langsam und genüsslich los. Vielleicht huscht ein kleiner Schauer über Ihren Rücken oder Sie müssen gähnen? In jedem Fall fühlen Sie sich entspannter, leichter und wacher.

Diese kurze Übung können Sie überall machen, Sie dauert nur vier Atemzüge lang, und man kann sie heimlich machen, dass niemand erkennt, dass Sie gerade eine Übung durchführen. Sie spüren die Anspannung und die Entspannung und lernen ganz leicht, wie Sie durch eigene Kraft auf Ihren Zustand Einfluss nehmen können. So sind Sie bald in der Lage, Spannungszustände im Körper selbst aufzulösen. Eine Entspannung wird intensiver und deutlicher erlebt, wenn eine Anspannung vorausgegangen ist. Sie sollten die Anspannung deutlich spüren, aber nicht verkrampfen.

Anspannen – Halten – Entspannen – Loslassen ... Viele Therapeuten gehen übrigens davon aus, dass Verspannungen der Nacken- und Kiefermuskulatur direkte Auswirkungen auf das Innenohr haben und damit den Tinnitus unmittelbar auslösen können. Ein Grund dafür könnte sein, dass verspannte Muskeln den Sauerstofffluss blockieren und im Innenohr dadurch falsche und schräge Eigentöne ausgelöst werden. Spüren Sie einmal durch Ihren Körper, wo sind Sie verspannt oder haben schon Schmerzen? Ist das Ihre »Tinnitusseite«? Verspannung – Entspannung ist ein außerordentlich wichtiges Thema für Sie, in das Sie ganz tief einsteigen sollten.

2. Atemübung: Atmen Sie wie oben beschrieben in den Bauch tief ein und reiben dabei Ihre Hände ganz warm. Schließen Sie die Augen, beim Ausatmen legen Sie Ihre warmen Hände auf die Ohren und erzeugen mit geöffneten Lippen (O-Form) einen tiefen Brustton. Sie können sich ein Schiffshorn vorstellen. Der Ton erfüllt den Kopf und vibriert bis in den Brustkorb. Stellen Sie sich Ihre Ohren groß und weit vor und visualisieren Sie, wie der tiefe Summton die Blockaden in Ihren Ohren unter Ihren Händen auflöst. Nach drei Atemsequenzen streichen Sie über Ihren Hals bis zu den Schultern und schütteln dann Ihre Hände kräftig aus.

Eine weitere Atemübung habe ich Ihnen bereits im Kapitel Annehmen – Entgiften auf Seite 69 vorgestellt.

Nutzen Sie Ihr »Lebenselixier« bewusst für Ihr Wohlbefinden!

Augenübung

Die Augenrollmuskeln stehen im engen Zusammenhang mit der Nackenmuskulatur. Der Zustand Ihrer Nackenmuskulatur hat Auswirkungen auf Ihren Tinnitus. Sie wissen doch: Alles ist mit allem verbunden!

1. Übung: Drehen Sie den Kopf nach oben und schauen Sie gleichzeitig mit den Augen nach unten, so tief es nur geht. Und umgekehrt: Schauen Sie mit dem Kopf nach unten und mit den Augen nach oben, so hoch es geht. Drehen Sie den Kopf nach rechts und schauen mit den Augen nach links, ganz weit. Drehen Sie den Kopf nach links und schauen mit den Augen nach rechts, ganz weit.

2. Übung: Schreiben Sie mit den Augen mehrmals eine liegende Acht in die Luft. Nutzen Sie Ihre gesamte Augenhöhle dafür aus. Spüren Sie der Anspannung der Augenrollmuskeln nach.

Autogenes Training

Dieses Training ist eine Entspannungsmethode von dem deutschen Psychiater Johannes Heinrich Schultz (1884–1970), die aus der Hypnose weiterentwickelt wurde. Die effektive Wirkung wurde in vielen Studien nachgewiesen. Sie trainieren durch Selbstbeeinflussung Ihr Unterbewusstsein, Voraussetzung ist eine ruhige und entspannte Körperhaltung. Autogenes Training versetzt Sie leicht in Trance. Es gibt jede Menge CDs für geführtes autogenes Training im Handel und auf YouTube.com, die Ihnen auch wunderbar beim Einschlafen helfen.

Eine kleine Einstiegsübung für zu Hause: Wenn Sie entspannt liegen, nehmen Sie einen tiefen Atemzug, schließen die Augen und sagen zu sich selbst in Gedanken:

- Ich bin ganz ruhig, ich bin ganz ruhig, nichts kann mich stören
- Meine Arme sind ganz schwer, meine Arme sind ganz schwer, ganz schwer
- Meine Arme sind ganz warm, meine Arme sind ganz warm, ganz warm

- Meine Beine sind ganz schwer, meine Beine sind ganz schwer, ganz schwer
- Meine Beine sind ganz warm, meine Beine sind ganz warm, ganz warm
- Mein Blut fließt strömend warm, mein Blut fließt strömend warm, ganz warm
- Alles fließt ruhig und strömend warm.

Nun sind Sie ruhig und spüren die leichte Schwere Ihrer Arme und Beine. Falls Sie die Übung untertags durchführen und wieder wach und klar im Kopf sein müssen, sagen Sie sich danach

- Mein Kopf ist wach, die Stirn ist kühl, ganz kühl.

Die Kopfübung hilft beim Wachbleiben und zur Konzentrationsverbesserung. Sagen Sie zu sich:

- Der Kopf ist klar, die Stirn ist kühl
- Meine Arme sind stark, meine Beine sind stark.

Augen auf, gähnen und genüsslich strecken.

EFT (Emotional Freedom Technique)

EFT ist eine Klopfübung, die Blockaden in Ihrem Energiesystem löst und Ihre Stimmung hebt. Die Übung ist eine weltweit bekannte Energetisierungsmethode, die durch leichtes Klopfen mit den Fingerspitzen ausgeführt wird.

Überlegen Sie, was für ein körperliches oder emotionales Problem Sie angehen möchten, und bewerten Sie es auf einer Skala von eins bis zehn.

- Während Sie mit dem Klopfen auf die Handkante beginnen, sagen Sie mit einem Einleitungssatz Ihr Problem drei Mal folgendermaßen zu sich selbst: »Auch wenn ich (Problem z. B. Tinnitus) habe, akzeptiere und liebe ich mich voll und ganz so, wie ich bin.
- Sie klopfen die Punkte 1–9 und bleiben weiter gedanklich bei Ihrem Problem.

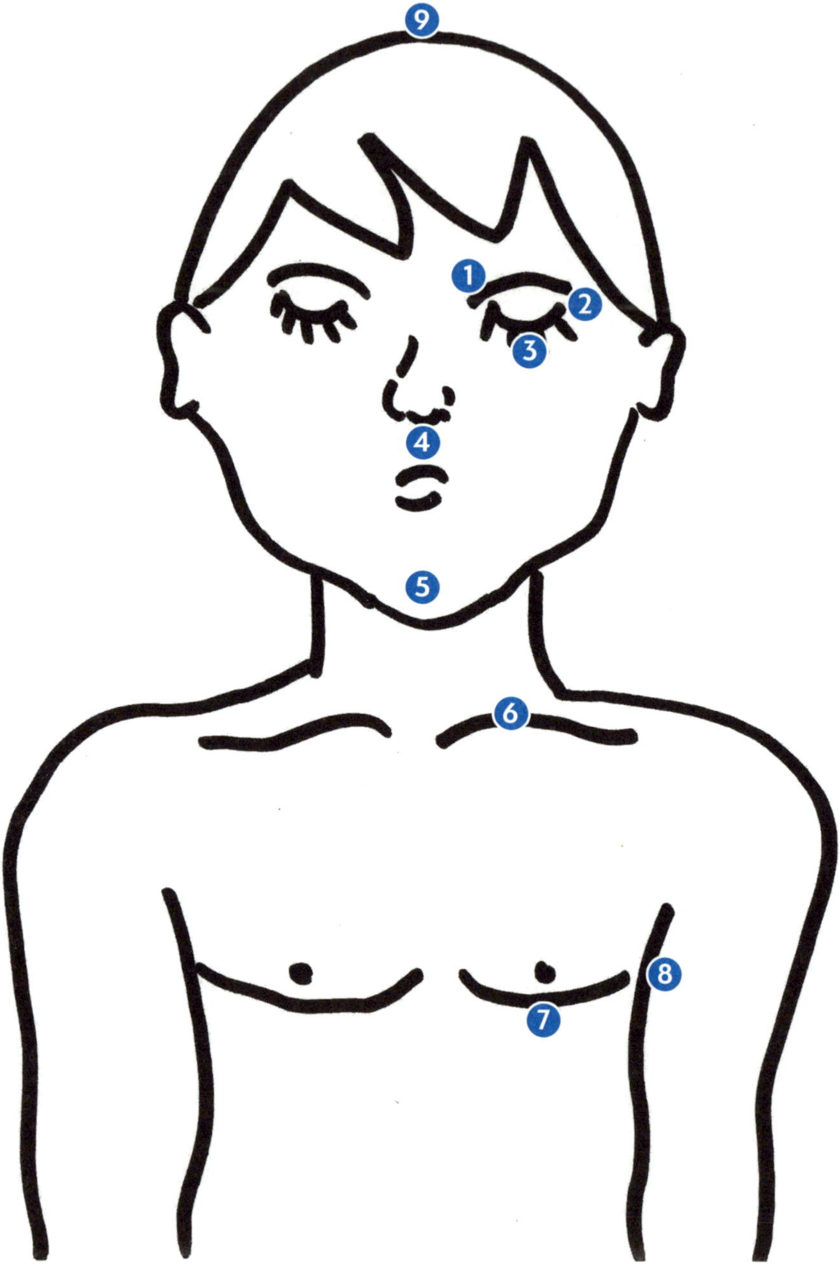
9
1
2
3
4
5
6
7
8

Klopfen Sie zum Abschluss Ihren Gamut-Punkt auf der rechten oder linken Hand, s. Seite 102.

- Sie klopfen mit drei Fingern und sind in Gedanken bei Ihrem Problem.
- Augen schließen
- Augen weit öffnen
- Augen nach rechts unten
- Augen nach links unten
- Augen nach oben und rechts herumkreisen
- mit den Augen nach links herum zurückkreisen
- eine kleine lustige Melodie summen (z. B. Hänschen klein oder Happy Birthday)
- von sieben rückwärts auf null zählen
- noch mal die Melodie summen.

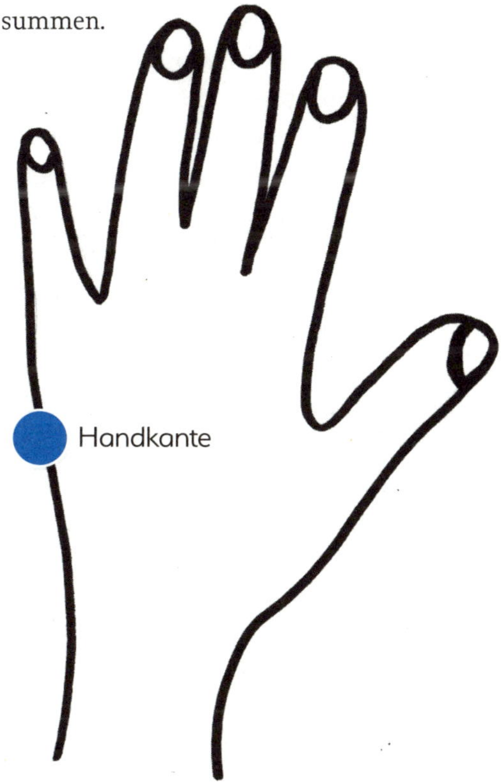

Spätestens jetzt geht es Ihnen besser, oder?

Wenn Sie keine Besserung verspüren, sollten Sie eventuell das Problem in einzelne Teile zerlegen und auch Emotionen klopfen wie Wut oder Angst. Sie können auch direkt Ihr Ohrgeräusch (Pfeifen, Brummen usw.) klopfen.

Je fröhlicher Sie zum Abschluss das Liedchen summen, desto »leichter« wird Ihnen nach der EFT-Übung sein. Sie können bei Stress und Druck im Alltag auch nur kurz Ihren Gamut-Punkt reiben oder klopfen, Sie werden sofort Erleichterung verspüren.

Genuss und Achtsamkeit

Die Menschen hetzen in ihren Gedanken gerne in die Zukunft und verpassen dabei oft das »Hier und Jetzt«. Die Kunst, den Augenblick zu erleben, die eigenen Empfindungen wertfrei zu betrachten, das ist Achtsamkeit. Achtsamkeit bringt Kraft und Ruhe in unseren Alltag und hilft uns, besser mit Stress, negativen Gefühlen und Krankheit umzugehen. Überlegen Sie einmal, wie es wäre, wenn Sie bei der nächsten geeigneten Situation »nicht sauer sein und explodieren würden«, sondern einfach ruhig blieben und nur Ihre Gefühle formulieren wie: »Das könnte mich jetzt richtig sauer machen.« Sie beobachten sozusagen Ihre Gefühle von außerhalb, ohne sich von Ihren Emotionen übermannen zu lassen. So kann emotionaler Stress gar nicht erst entstehen, der Muskeltonus sinkt, die Lebensqualität steigt. Entspannungsübungen haben einen positiven Einfluss auf unsere psychische Gesundheit und die Höhe von negativen Stresshormonen in unserem Körper. Physis und Psyche sind miteinander verbunden. Sind wir mental stark, können wir auch mit körperlichen Leiden besser umgehen.

Achtsamkeit beinhaltet eine klare innere Haltung:

- Nichts werten
- Geduld – Geduld – Geduld
- Immer wieder Neues wagen

- Vertrauen haben
- Annehmen können
- sein lassen, gehen lassen, sich lösen können

Eine Achtsamkeitsübung für den Alltag: Sie setzen sich bequem hin und halten inne. Was sehen Sie, was hören Sie, wie fühlen Sie sich? Sie spüren in sich hinein. Wie geht es Ihnen? Sie legen die Hände bequem in den Schoß und nehmen mit einer Hand den Zeigefinger der anderen Hand zwischen Daumen und Zeigefinger. Nun denken oder sagen Sie: »Fühle meinen Finger«, und drücken leicht zu. Sie spüren dem Druck auf den Zeigefinger nach, dann denken oder sagen Sie wieder »Fühle meinen Finger« fünf bis zehn Mal. Das Gleiche erfolgt mit der zweiten Hand. Die Veränderung in Ihrem Körper ist sofort spürbar, sie werden ruhiger und zentrierter. Versuchen Sie immer wieder im Alltag innezuhalten und kurz dem Umfeld und sich selbst zu lauschen. Einfach einen Moment lang wahrnehmen, was in einem selbst und um einen herum passiert.

Gesicht-Kopfübung

Die folgende Übung vitalisiert, entspannt und kräftigt das gesamte Gesicht. Sie stammt aus dem Yoga und ist eine der ältesten Gesichtsübungen, die es gibt. Das Gesicht ist entspannt und die Augen sind geschlossen. Atmen Sie tief ein und reißen Sie mit der Ausatmung wie ein gähnender Löwe den Mund weit auf und strecken die Zunge raus. Jetzt die Augen weit öffnen und nach oben rollen. Die Oberlippe und die Nase ziehen nach unten. Diese Übung belebt das Gesicht und macht gute Laune.

Die kommenden Übungen lösen die Nackenmuskulatur:

1. Übung: Ziehen Sie die Schultern hoch zu den Ohren und spüren die Spannung. Dehnen Sie dann Schultern und Ohren auseinander, indem Sie die Schultern ganz nach unten ziehen. Strecken Sie die Hände soweit wie möglich Richtung Boden mit ausgespreizten Fingern. Beim Lösen spüren Sie der Entspannung nach.

2. Übung: Setzen Sie sich an einen Tisch und reiben Ihre Hände warm. Die Oberarme legen Sie auf der Tischplatte auf. Nun können Sie Ihre Nackenpartie massieren und bearbeiten, ohne dass Ihre Arme dabei schwer werden und verkrampfen. Drücken Sie dabei Ihren Nacken wie einen Schwamm aus.

Kopf mobilisieren: Auf dem Stuhl sitzend drehen Sie den Kopf so weit nach hinten, wie es Ihnen leicht möglich ist. Beim zweiten Mal Drehen nehmen sie die Schulter mit nach hinten. Beim dritten Mal Drehen nehmen Sie die Schulter und den Arm mit. Beim vierten Mal Drehen nehmen Sie Schulter, Arm und Becken mit (eventuell müssen Sie Ihren Fuß dabei ausstrecken). Jetzt drehen Sie wieder nur den Kopf nach hinten und stellen fest, ob Sie nun weiter nach hinten schauen können. Dann: Seitenwechsel.

Haltungskorrekturübung

Wann immer Sie daran denken, korrigieren Sie Ihre Haltung. Wie oft sitzen wir mit rundem Rücken und hängenden Schultern da. Das Becken nach hinten gekippt, die Beine überkreuzt. Das ist ganz schlecht für Ihr Energiesystem! Überprüfen Sie, welche Ausstrahlung Sie haben, wenn Sie mit aufrechtem Gang, geradem Rücken und Brustkorb nach vorne ein Zimmer betreten, und wie unterschiedlich Sie sich fühlen, wenn Sie das Gegenteil tun. Unsere Haltung bestimmt auch unsere Stimmung mit. Wenn Sie viel sitzen müssen, ist ein Ball- oder Balancekissen eine günstige Möglichkeit, eine gerade Sitzposition zu fördern und das Becken aktiv zu halten.

Der richtige Platz Ihrer Schultern ist hinten und tief. Besonders wenn Sie das Gefühl haben, die ganze Last auf Ihren Schultern zu tragen, sollten Sie mehrmals täglich Ihre Haltung aufrichten. Das geht am besten so: Stellen Sie sich mit tief nach hinten gerichteten Schultern mit dem Rücken an eine Wand. Spüren Sie die Wand an Ihren Schulterblättern und dem Gesäß. Nun drücken Sie ganz leicht mit den Schultern (wo Sie aufliegen) gegen die Wand.

Ganz locker. Wenn Sie nun einen Schritt von der Wand weggehen, haben Sie Ihre gerade, korrekte Haltung. Stellen Sie sich bildlich vor, wie Sie mit der Erde nach unten und mit dem Himmel nach oben durch Kopf und Füße verbunden sind. Ich stelle mir auch gerne vor, dass meine Wirbelsäule mit Spiraldraht umwickelt ist (wie bei einem Ringbuch), das gibt mir ein stabiles Gefühl. Gerade sitzen und stehen klappt dann fast automatisch.

1. Übung für die Kopfhaltung: Legen Sie sich auf den Boden auf eine bequeme Unterlage und beugen die Knie leicht an. Die Nasenspitze schaut senkrecht zur Decke. Nun langsam den Kopf nach vorne nehmen, ohne den Hals dabei mitzubewegen, der Rücken bleibt ganz entspannt. Es ist eine langsame, kleine Bewegung. Sie zeichnen mit der Nase nur einen kleinen Bogen. Vielleicht fangen Ihre Ohren bei dieser Übung an zu pulsieren oder Sie spüren ein leichtes warmes Ziehen Richtung Ohren: Das ist ein Zeichen für vermehrte Durchblutung des Areals. Sie können die Übung auch im Stehen an die Wand gelehnt machen. Die Beine stehen hüftbreit mit den Fersen und dem Gesäß an der Wand, die Knie leicht gebeugt. Die Schulterblätter (nicht die Oberseite der Schultern) berühren die Wand. Vielleicht müssen Sie die Schulterblätter erst zusammenziehen, um die richtige Position zu finden. Der Hinterkopf liegt an der Wand, die Nasenspitze geradeaus. Nun das Kinn ganz leicht Richtung Brust ziehen. Diese Übung sollten Sie täglich 30 Mal ausführen.

2. Übung für die Schulterblätter: Für eine gute Kopfhaltung ist es wichtig, dass der Kopf nicht von Brust und Schultern gestützt wird. Die Schulterblattpresse öffnet den Brustraum und verbessert die Muskelkraft in den Schultern. Setzen Sie sich aufrecht auf einen Stuhl, die Beine stehen im 90-Grad-Winkel auf dem Boden. Die Arme hängen rechts und links locker an den Seiten herunter. Ziehen Sie die Schultern nach hinten zusammen und nehmen dabei einen kräftigen Atemzug, meistens kommt dieser bei der Brustöffnung automatisch. Zählen Sie bis zehn und halten diese Stellung. Anschließend langsam entspannen und die Arme wieder seitlich hängen lassen. Mehrmals wiederholen.

3. Übung für die Dehnung der Brustmuskulatur: Stellen Sie sich in einen Türrahmen oder an die Wand. Nun legen Sie den Arm mit der Hand nach oben im 90-Grad-Winkel an den Türrahmen. Ellenbogen und Handfläche liegen am Türrahmen auf. Sie gehen einen ganz kleinen Schritt nach vorne. Sofort spüren Sie, wie Ihre Brustmuskulatur arbeitet. Kurz halten. Gehen Sie nicht zu weit, es soll nicht schmerzen. Auf der anderen Seite wiederholen.

Immer wenn Sie irgendwo warten müssen, z. B. in einer Schlange an der Kasse, stellen Sie sich kurz auf Ihre Zehenspitzen und wippen leicht federnd nach oben, als ob Sie sich größer machen wollen. Sie stellen sich dabei einen geraden Rücken vor. Mit dieser kleinen Übung richten Sie in Sekunden Ihre Wirbelsäule auf.

Und immer wenn Sie daran denken, kippen Sie Ihren Kopf leicht nach hinten in den Nacken. Anschließend schieben Sie ihn wieder, mit gerader Kopfhaltung, auf seinen richtigen Platz. Dieser ist genau auf der Wirbelsäule. Dazu nehmen Sie zwei Finger und schieben mit leichtem Druck am Kinn Ihren Kopf nach hinten. Manchmal hören Sie ein leicht kratzendes Geräusch, das ist ein Zeichen dafür, dass Ihr Kopf in Fehlstellung, zu weit nach vorne, ausgerichtet war.

Kognitive Verhaltenstherapie

Alles kann im Prinzip sofort verändert und zum Positiven hin verbessert werden, allein durch Ihre Einstellung und Ihre Gedanken. Es liegt in Ihren Händen!

Die Gedanken, Überzeugungen und persönlichen Einstellungen beeinflussen die Gefühle. Die Gefühle beeinflussen das Handeln. Das Handeln beeinflusst wiederum die Gefühle. Negative Gefühle führen oft zu negativem Verhalten, dies verschlimmert die Situation immer weiter und trägt nicht zu einer Problemlösung bei.

Positive Gefühle führen zu neutralem oder positivem Verhalten. Das Problem wird nicht mehr als so schlimm eingestuft, die Situation verbessert sich sofort. Unsere Emotionen bestimmen unser Verhalten seit jeher, während unser Kopf versucht, der Situation einen Sinn zu geben. Allein durch die objektive Betrachtung eines Problems können andere Gefühle entstehen. Wie also wandeln Sie nun ein negatives Gefühl in ein positives um?

1. Übung auf der Gefühlsebene: Beschreiben Sie Ihr Gefühl, was ist der Auslöser? Machen Sie sich Ihre negativen Gedanken und Bewertungen bewusst, z. B. durch Aufschreiben.

Ihr Tinnitus deprimiert Sie, Sie fühlen sich ausgeliefert. Sie haben Gedanken wie: »Warum passiert das ausgerechnet mir?« oder »Wenn das so weitergeht, ist mein Leben nicht mehr lebenswert.« Halten Sie diese Gedanken schriftlich fest.

2. Übung auf der Verhaltens- oder Handlungsebene: Problemanalyse, Veränderung der Situation, soweit sinnvoll und machbar. Was können Sie tun, worauf haben Sie Einfluss?

Finden Sie die Momente, in welchen Sie Ihren Tinnitus kaum wahrnehmen, und weiten Sie diese aus. Wandeln Sie negative Gedanken in positive um. Die Kunst ist es, das Richtige zu denken! Suchen Sie nach Positivem und halten daran fest. Freude ist ein sehr starkes Gefühl. Vergessen Sie nicht: Schlimmer geht's immer! Was könnte Ihr positiver »Anker« sein? Was macht Sie glücklich?

3. Übung auf der kognitiven oder gedanklichen Ebene: Zielbeschreibung, Strategie, Verhaltensveränderung. Veränderungen bescheren uns neue, lebendige Gefühle. Was ist Ihr Wunschziel, was könnte helfen, dorthin zu kommen?

Ändern Sie Ihr Verhalten. Verbieten Sie sich negative Gedanken. Sie wollen glücklich und positiv sein, das können Sie mit der Macht Ihrer Gedanken. Formulieren Sie einen positiven Zielsatz, z. B. »Ich bin stark, ich finde immer den richtigen Ausweg.« Schreiben Sie sich kleine positive Denkanstöße auf Post-its und platzieren Sie sie da, wo Sie immer vorbeigehen.

Kleine »Memos«:

- Nichts muss so bleiben, wie es ist, alles verändert sich ständig
- Die Situation ist immer nur so schlimm, wie Sie sie bewerten
- Wir können nicht immer alles zu 100 Prozent erledigen, wir sind keine Maschinen
- Jeder macht Fehler, das ist menschlich
- Wenn wir versuchen, unser Möglichstes zu geben, haben wir unser Bestes gegeben. Das ist genug.

Niemand hat Einfluss auf Sie, nur Sie selbst. Niemand kann Sie »klein« machen, nur Sie selbst. Jemand mag Sie nicht? Sein Problem, nicht das Ihre! Sie müssen nicht geliebt werden, Sie sind total in Ordnung, so wie Sie sind.

Mantrameditation

Mantra kommt aus dem Sanskrit und bedeutet übersetzt »Heiliges Wort«. Diese Form der Meditation ist besonders für Anfänger geeignet. Sie finden Ihre geeignete Meditationsstellung im Sitzen, das kann der sogenannte Lotussitz am Boden sein oder auch einfach nur auf einem Stuhl. Wichtig dabei ist nur, dass Rücken und Kopf eine gerade Linie bilden. Die Hände liegen entspannt in Ihrem Schoß aufeinander oder Sie nehmen eine Mudrahaltung Ihrer Wahl ein, z. B. die Zeigefinger-Daumen-Haltung, sie stimuliert das Gehirn und das Nervensystem.

Sie beginnen mit einem tiefen Atemzug und lenken Ihre Gedanken auf ein Wort (Mantra). Wählen Sie zum Beispiel das Wort: »Ruhe« oder »Stille« oder ein anderes Ihrer Wahl. Wenn Sie es schaffen, dieses eine Wort für einige Minuten in Ihrem Bewusstsein zu behalten und alles andere auszublenden, dann haben Sie Ihren Zutritt zu der heilenden Welt der Meditation gefunden.

Täglich probiert, wird es Ihnen immer besser gelingen.

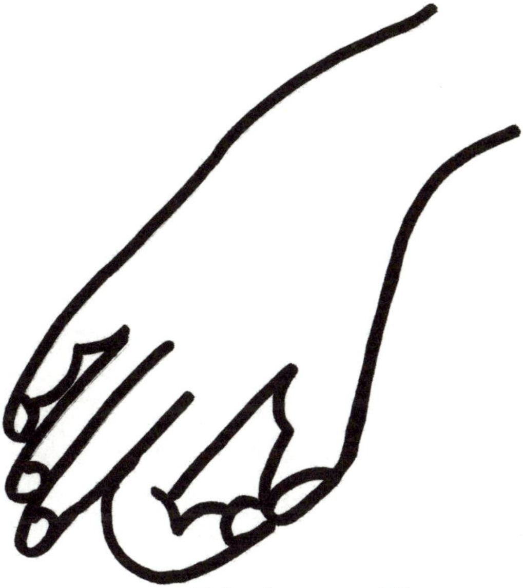

Zeigefinger und Daumen
Mudrahaltung

Progressive Muskelentspannung (PM)

PM beruhigt und entspannt sofort. Sie können die Übungen gezielt in ruhiger Atmosphäre zu Hause durchführen oder auch zum Teil unterwegs. Um die gewünschten Muskelgruppen zu entspannen, müssen sie zuerst einmal angespannt werden. Die Phase der Entspannung soll vier bis fünfmal so lange dauern wie die Phase der Anspannung.

Hände und Arme: Sind Sie Rechtshänder, beginnen Sie mit der rechten Hand. Sind Sie Linkshänder, beginnen Sie mit der linken Hand. Sie ballen die Hand zur Faust und spannen sie ca. zehn Sekunden lang an. Nun entspannen Sie die jeweilige Hand und spüren der Entspannung nach. Das Gleiche erfolgt nacheinander mit dem Unter- und Oberarm. Die Entspannung können Sie sofort spüren, ein herrliches Gefühl der Leichtigkeit und Wärme stellt sich ein. Wiederholen Sie alle Übungen zwei bis dreimal.

Gesicht: Ziehen Sie die Augenbrauen nach oben zur Stirn. Sie spüren die Anspannung bis in den Nacken, dann lassen Sie wieder los. Danach spannen sie das gesamte Gesicht an, d. h. die Augen zusammenkneifen, die Nase rümpfen, die Lippen kräuseln, als ob Sie in etwas Saures beißen würden. Wenn Sie ein gutes Gefühl haben, gehen Sie über zur Nackenmuskulatur. Sie neigen den Kopf leicht nach vorne, langsam und nur so weit, bis Sie Ihre Muskulatur im Nacken spüren. Die Entspannung erfolgt, wenn Sie den Kopf wieder langsam zurück in die aufrechte Position bringen.

Schultern: Sie ziehen beide Schultern hinauf zu den Ohren, die Anspannung haltend, rollen Sie die Schultern nach vorne und hinten und halten dabei ganz kurz den Atem an. Bei der Entspannung spüren Sie die Schwere in den Armen und Schultern, die nach unten zieht.

Bauchmuskulatur: Sie ziehen den Bauch nach innen, soweit es Ihnen angenehm ist, und lassen dann langsam wieder los.

Beine und Füße: Genau wie bei den Armen spannen Sie erst ein Bein an, anschließend das andere. Beginnen Sie mit dem Oberschenkel. Sie spannen die Oberschenkelmuskulatur fest an und lösen wieder. Im Anschluss kommt der Unterschenkel dran. Bei der Anspannung des Unterschenkels ziehen Sie die Zehen mit nach oben Richtung Kopf, halten die Anspannung und lassen wieder los. Wechsel zum anderen Bein. Zum Ende der Übung strecken Sie sich und gähnen, um auch den letzten Rest Anspannung aus dem Körper zu entlassen. Nach dieser kurzen Pause vom Alltag werden Sie sich wunderbar gelöst und erfrischt fühlen.

Qigong

Beim Qigong bringen wir die Energie, die in jedem Körper zirkuliert, wieder in Bewegung. Qigong wird vorwiegend im Stehen praktiziert, um den Körper zwischen Erde und Himmel auszurichten.

Schwingungsübung: Nehmen Sie zwei tiefe Atemzüge in den Bauch und stellen sich dann in eine bequeme, gerade Position, Beine hüftbreit auseinander, die Knie leicht gebeugt, das Becken etwas nach vorne gekippt. Nun nehmen Sie Ihre Hände und reiben Sie aneinander, so lange, bis sie warm und gut durchblutet sind. Dann legen Sie Ihre Hände auf Ihre beiden Ohren und lassen Sie dort kurz verweilen. Nun lassen Sie die Arme fallen und schwingen locker nach vorne und hinten. Sie spüren sofort, wie sich Ihre Aufmerksamkeit vom Kopf auf Ihre Arme überträgt und die Energie in Bewegung kommt.

Nach einer Weile können Sie die Arme auch entgegengesetzt schwingen lassen (rechter Arm nach vorne und linker nach hinten), in den Knien sind Sie locker und schwingen leicht mit.

Liegende-Acht-Übung: Sie kreisen mit den Armen in die Luft eine liegende Acht und bleiben in den Knien und im Becken locker (diese Übung machen auch gerne Dirigenten). Es entlastet das Herz.

Wenn die Bewegungen zu schnell und ausladend werden, dann verlangsamen Sie das Schwingen und verkleinern die Kreise. Es macht Spaß und lenkt das Blut von der Körpermitte in Arme und Beine. Verspannungen im Nacken und Schulterbereich lösen sich spielerisch. Auf YouTube finden Sie kostenlose Podcasts zum Anschauen und Mitmachen.

Selbsthypnose oder positive Programmierung

Seit Jahrhunderten wirken die Menschen auf ihr Unterbewusstsein mit den unterschiedlichsten Techniken ein. Ihr Werkzeug ist Ihre feste Überzeugung und ein unerschütterlicher Glaube, damit können Sie massive Veränderungen erreichen. Unser analytischer Verstand ist jedoch auch gleichzeitig in der Lage, unsere Handlungen und Ansichtsweisen zu blockieren, mit Gedanken wie: »Das kann doch gar nicht sein, das kann nicht funktionieren« usw.

Bei der Hypnose wird diese Art der Eigenanalyse umgangen, die Informationen gelangen direkt ins Unterbewusstsein.

Wir tun täglich viele Dinge »automatisch« (unbewusst), und manchmal vergessen wir sogar, dass wir etwas schon erledigt haben. Das ist ein Zustand, in dem das Bewusstsein zurücktritt und das Unterbewusstsein die Kontrolle übernimmt, genannt Trance. Während Sie schlafen, schläft auch Ihr Bewusstsein, aber Ihr Unterbewusstsein arbeitet weiter und verarbeitet Eindrücke und Erlebnisse im Traum. Um gute Ergebnisse bei der Selbsthypnose zu erzielen, müssen Sie zuerst Ihr Bewusstsein und das Unterbewusstsein in Harmonie bringen und sich ein klar formuliertes Ziel setzen. Das ist sehr wichtig, sonst kann das Gewünschte nicht Wirklichkeit werden.

Das Coué'sche Gesetz von »der das Gegenteil bewirkenden Anstrengung« besagt, je mehr man sich für etwas anstrengt, an das man nicht glaubt, umso eher geschieht das Gegenteil. Das bedeutet: Eine Krankheit zu fürchten kann bedeuten, sie zu verursachen bzw. eine Krankheit festzuhalten bedeutet, sie nicht heilen zu lassen. Programmieren Sie Ihr Unterbewusstsein, damit es für Sie arbeiten kann.

Ein klar formuliertes Ziel und der unerschütterliche Glaube daran, dass die Zukunft positiv ist und sich alles für Sie zum Guten wenden wird, sind bei Tinnitus wichtig. Wie auch beim Visualisieren formulieren Sie Ihre Heilsätze so, als ob sie schon Wirklichkeit wären, um keinen Platz für Zweifel zu lassen.

Sie glauben, was Sie denken, Sie fühlen, was Sie denken. Alle Ihre Gedanken sind positiv. Bei der Hypnose vermindern wir die Aktivität des logischen Denkens und erhöhen die Ansprechbarkeit des Fühlens.

Sie können die Selbsthypnose vor dem Spiegel im Stehen ausführen oder auch liegend auf einer bequemen Unterlage. Wenn Sie sich vor den Spiegel stellen, dann konzentrieren Sie sich auf den Bereich zwischen Ihrer Nasenwurzel. Das ist Ihr Hypnosepunkt. Sie stehen mit beiden Beinen hüftbreit fest auf den Boden und balancieren sich aus, Sie stehen gerade. Versuchen Sie, längere Zeit nicht zu blinzeln. Sie fixieren mit den Augen Ihren Punkt.

Vielleicht zieht es Sie leicht nach vorne oder nach hinten. Sie bleiben ruhig stehen und konzentrieren sich. Sie spüren, wie Sie entspannen und Ihre Arme und Beine schwer werden.

Wenn Sie liegen, suchen Sie an der Wand Ihren Hypnosepunkt, auf diesen Punkt schauen Sie konzentriert, ohne zu blinzeln, so lange wie möglich. Sie liegen entspannt und spüren, wie Ihr Körper »immer weiter nach unten sinkt«, Sie entspannen sich.

Vielleicht zucken Ihre Augen etwas, oder es treten Schatten in Ihr Gesichtsfeld. Das ist völlig normal und ein Zeichen, dass Sie auf dem richtigen Weg sind. Lassen Sie sich so gut wie möglich »fallen« und tauchen Sie ein in dieses herrliche Gefühl der totalen Entspannung und des augenblicklichen Friedens.

Nun sprechen Sie Ihre Heilsätze, z. B. »Ich bin gesund, meine Ohren sind gesund und gut durchblutet, mein Gehirn funktioniert perfekt.«

Je öfter Sie üben, umso schneller gelangen Sie in diesen unbeschwerten Zustand und umso tiefer entspannen Sie sich. Sagen Sie Ihre Heilsätze so lange, bis Sie sie wirklich fühlen, tief in Ihrem Inneren, glauben Sie an das, was Sie sagen. Sie können die Selbsthypnose jederzeit beenden, indem Sie sich wieder »erden«. Spüren Sie den Boden unter Ihren Füßen oder die Auflage, auf der Sie liegen. Fassen Sie die Wand oder den Boden an. Lächeln Sie am Ende der Übung und seien Sie dankbar für dieses wirkungsvolle Heilmittel, das Sie gelernt haben. Vielleicht benötigen Sie etwas Übung, bis es Ihnen gelingt, in eine leichte Trance zu fallen. Es gibt zur Unterstützung CDs im Handel oder auch auf YouTube.

Selbstmassage

Im Ayurveda, der jahrtausendealten indischen Wissenschaft vom langen und gesunden Leben, gehören Selbstmassagen zum Reinigungsritual wie Zähneputzen oder Hände waschen. Selbstmassagen kurbeln die Durchblutung und Entgiftung an und wirken auf unsere Selbstheilungskräfte. Massagen mit warmem Öl beruhigen, nähren und spenden Energie. Die Haut ist unser größtes Sinnesorgan, sie ist die Barriere zwischen der inneren und äußeren Welt. Mit Selbstmassagen fördern wir die Achtsamkeit gegenüber uns selbst, geben Fürsorge und berühren damit unsere Seele. Regelmäßige Ölmassagen verbessern unseren Schlaf und lassen uns gelassener werden, sie wirken sich besänftigend auf das gesamte Nervensystem aus.

Nehmen Sie sich morgens oder abends vor dem Duschen 30 Minuten mehr Zeit. Sorgen Sie im Badezimmer für eine warme Atmosphäre. Richten Sie sich ein großes Bettlaken oder Badehandtuch her, auf das Sie sich setzen können. Sie können es mehrmals benutzen und hinterlassen so keine Ölflecken. Dann erwärmen Sie eine kleine Tasse Öl (Sesam-, Oliven-, Mandel- oder Kokosöl).

Starten Sie am Kopf und ölen die Kopfhaut ein, nicht die Haare. Tauchen Sie Ihre Finger in das Öl ein und streichen unter den Haaren an der Kopfhaut entlang. Ihre Hände gleiten weiter zu den Ohren und dem Gesicht. Sie massieren ohne viel Druck, langsam und gleichmäßig, und streichen das jeweilige Körperteil, das Sie gerade bearbeitet haben, zum Ende hin aus. Am Hals entlang arbeiten Sie sich weiter bis zu den Schultergelenken, Armen und Fingern. Schenken Sie auch den Zwischenräumen Ihrer Finger Aufmerksamkeit und streichen diese einzeln aus. Die Hände wandern weiter über den Brustkorb bis zum Bauchnabel, dort kreisen Sie über den Bauchraum im Uhrzeigersinn, bis Ihre Hände nach hinten zur Wirbelsäule gleiten, über das Gesäß zu den Beinen, Knien und Füßen. Die Zwischenräume der Zehen werden mit beachtet. Zum Schluss streichen Sie, wie auch schon bei den Fingern, die Zehen einzeln aus. Ölen Sie zum Abschluss die Innenseite Ihrer Nasenlöcher. Nach Möglichkeit lassen Sie unter einem Bademantel das Öl etwas einwirken.

Zur Reinigung duschen Sie mit einer rückfettenden oder PH-neutralen Seife, um die Wirkung der Ölmassage zu erhalten. Wenn Sie nicht so viel Zeit haben, können Sie auch nur einzelne Teile des Körpers massieren.

»Think pink« – oder: Wie werde ich Optimist?

Eine positive lebensbejahende Einstellung können Sie trainieren wie einen Muskel. Der Duden beschreibt Optimismus als Lebensauffassung, die alles von der besten Seite betrachtet mit einer heiteren, zuversichtlichen und stets positiven Grundhaltung. Optimistische Menschen haben die Geisteshaltung: »Alles, was ich anpacke, gelingt mir. Ich bin fähig, ich habe Kontrolle über mich und mein Leben.« Als Optimist zu leben bedeutet, glücklicher und froher zu sein und die Dinge leichter zu nehmen.

- Lenken Sie den Blick auf Ihre Stärken. Jeder Mensch hat Stärken und Schwächen, arbeiten Sie für sich Ihre Stärken heraus und vertrauen Sie auf Ihre Fähigkeiten.
- Stoppen Sie jede Negativspirale, indem Sie sich auf das Positive konzentrieren. In jeder Situation, Aktion, Reaktion kann man etwas Positives finden, wenn man nur danach sucht. Sprechen Sie die positiven Dinge des Lebens an und nicht, worüber Sie sich heute alles wieder geärgert haben und was schiefgelaufen ist.
- Wenn ein Problem auftaucht, dann lassen Sie sich nicht überwältigen, sondern analysieren es in aller Ruhe und finden Lösungsmöglichkeiten. Sehen Sie künftig Probleme als Chance, stärker und besser zu werden und Ihre Fertigkeiten und Fähigkeiten zu erweitern. Es gibt immer mehr als nur einen Lösungsansatz im Leben.

- Verurteilen Sie sich nicht für Misserfolge, sondern arbeiten Sie heraus, was trotzdem noch gut geklappt hat. Dann sagen Sie sich laut und deutlich: »Das und das wird das nächste Mal noch besser laufen.«
- Ablehnung und Kritik begegnen Sie künftig gelassen mit der Aussage: »Das ist deine/Ihre/eure Meinung.« Sie bleiben im Innern stark mit der Einstellung: »Ich bin ein guter Mensch, ich bin liebenswert, so wie ich bin.« Niemand hat die Macht und die Kontrolle über Ihre Gefühle, nur Sie selbst.
- Mit Musik können Sie sich ziemlich rasch in einen fröhlicheren Gemütszustand versetzen. Machen Sie sich eine Playlist mit ca. zehn Musikstücken, die Sie richtig gut finden und die gute Laune machen. Z.B. »Happy« von Pharell Williams, »Beautiful Day« von U2, »Happy People« von Marky Mark & Prince Ital Joe oder »Happy« von C2C. Diese Musik macht sie förmlich »happy«. Wann immer Sie künftig »mies drauf sind«, machen Sie sich Ihre Happy-Playlist an, und Ihre Stimmung wird sich sofort heben.
- Überlegen Sie jeden Abend vor dem Schlafengehen, wofür Sie heute dankbar sind. Das können ganz kleine Dinge sein, wie ein gutes Essen, Ihr gemütliches warmes Bett oder was Ihnen besonders gut gelungen ist und worüber Sie sich speziell freuen. Versuchen Sie im Geiste, mindestens drei Dinge aufzuzählen, und spüren Sie die Freude und Dankbarkeit darüber in Ihrem Herzen. Alles Schlechte und Unangenehme lassen Sie weit hinter sich, Sie fühlen vor dem Einschlafen nur Ihr Glück, sei es noch so klein.
- Seien Sie Vorbild für andere mit Ihrer guten Laune und Ihrem fröhlichen Auftreten, dann werden Sie immer mehr positive Menschen in Ihr Leben ziehen.

Fest steht, das Leben als Optimist macht einfach mehr Spaß. Es gibt unzählige Studien darüber, dass Optimisten länger leben, weniger krank sind und sich schneller von Rückschlägen erholen.

Thymusdrüse klopfen

Eine sehr schöne Übung ist, die Thymusdrüse zu klopfen. »Thymus« kommt von dem griechischen Wort »thymos« und bedeutet so viel wie Lebenskraft, Seele, Sensibilität. Die Drüse befindet sich in der Mitte unserer Brust hinter dem Brustbein, ca. eine Handbreit unterhalb der Halsgrube.

Die Thymusdrüse ist das wichtigste Organ zur Aufrechterhaltung unseres Immunsystems. Sie beeinflusst unsere Stimmung und wirkt gegen Stress. Bei Überbelastung schrumpft sie mit der Zeit und wird immer kleiner, durch Klopfen wird sie aktiviert und wieder größer.

Es ist nur eine kleine Übung, doch täglich ausgeführt, wird Sie Ihnen Lebenskraft und Energie schenken und helfen, Stresshormone schneller abzubauen, um Ihnen die Gelassenheit und den Optimismus zu schenken, die Sie täglich brauchen.

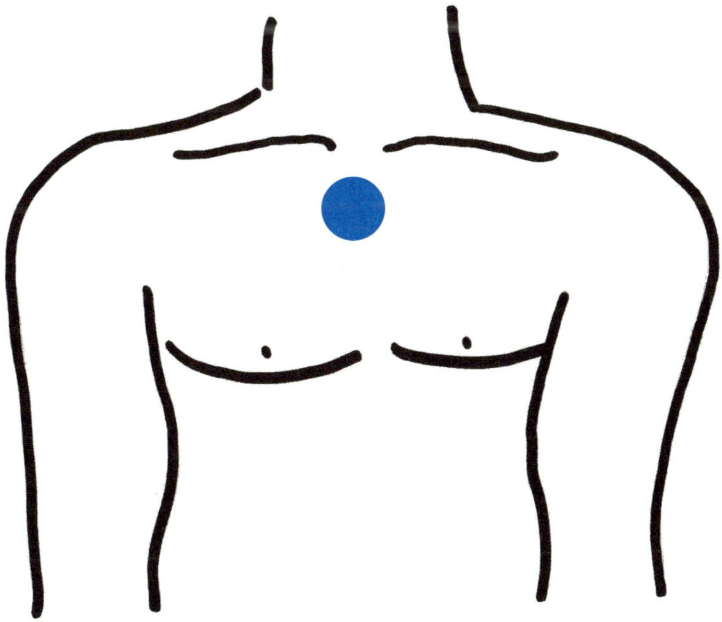

Sie können mit den Fingerknöcheln oder den Fingerspitzen klopfen. Ganz wichtig: Lächeln Sie während der Übung. Wenn Ihnen nicht zum Lächeln ist, dann legen Sie einen Bleistift quer in den Mund (imitiert das Lächeln). Sie legen Ihre Zungenspitze direkt hinter die Vorderzähne an den Gaumen, dann klopfen Sie so, wie es Ihnen angenehm ist, zehn bis 20 Mal.

Klopfen Sie, sooft Sie daran denken, und klopfen Sie besonders bei Stress und wenn Sie spüren, dass Sie beginnen, sich aufzuregen. Sagen Sie sich dabei: »Ich bin gelassen« oder »Ich bin ruhig«. Sagen Sie es wie ein Mantra, immer wieder. Sie werden schnell feststellen, wie gut Ihnen diese Übung tut.

Übung zur Synchronisierung der Gehirnhälften

Das Gehirn besteht aus zwei Hälften, die rechte Seite unseres Gehirns ist für intuitive, kreative und emotionale Prozesse zuständig, die linke Seite für unser analytisches, logisches und rationales Denken. In unserem Cortex (Großhirnrinde) besteht für jedes Körperteil eine Steuerung und ein Gedächtnis. Die rechte Gehirnhälfte repräsentiert dabei die linke Gehirnhälfte und umgekehrt. Die Großhirnrinde besteht aus mehreren Lappen, dem Hinterhaupt-, Scheitel-, Stirn- und Schläfenlappen. Eine der Funktionen des Schläfenlappens ist das Hören. Auch für das Gedächtnis des Erinnerns und Vergessens spielt der Schläfenlappen eine wichtige Rolle. Die nun folgende Übung ist aus dem Body Talk (eine moderne Form der Energiemedizin) und eine sehr einfache, aber effektive Klopfübung.

Sie setzen sich bequem hin und legen eine Hand auf Ihren Hinterkopf, mit der zweiten Hand, Ihrer Klopfhand, klopfen sie leicht federnd unterhalb Ihrer liegenden Hand, oberhalb des Nackens. Die Hand, die auf dem Kopf liegt, hat geschlossene Finger. Die Klopfhand ist geöffnet und hat gespreizte Finger.

Sie lassen die Hand am Hinterkopf und klopfen nun mit der Klopfhand leicht federnd einige Male auf die Mitte Ihres Brustbeins, wo die Rippen beginnen. Nun klopfen Sie leicht federnd oberhalb der liegenden Hand auf der oberen Schädeldecke. Sie klopfen immer abwechselnd Kopf- und Brustbein und atmen dabei tief und entspannt ein und aus. Dann klopfen Sie die Stirn und wieder das Brustbein.

Nun versetzen Sie die Hand vom Hinterkopf auf den Oberkopf und klopfen die Stelle, auf der die Hand zuletzt lag, und klopfen anschließend wieder das Brustbein. Wenn sich eine Stelle irgendwo dumpf oder taub anfühlt, klopfen Sie sie häufiger.

Dann nehmen Sie beide Hände und legen die Handballen auf Ihre beiden Schläfenlappen.

Die Handballen ruhen auf dem Kopf, mit den Fingern klopfen Sie Ihren hinteren Schädelbereich und anschließend wieder das Brustbein.

Sie spüren, wie Ihr Kopf kribbelt und besser durchblutet. Synchrone Gehirnhälften führen zu einem besseren Denkvermögen und zu einer besseren Allgemeinstimmung. Zum Abschluss klopfen Sie den ganzen Kopf und die Stirn, bis Sie ein gutes Gefühl haben und aufhören wollen.

Verzeihen

Es wird geforscht, inwieweit das »Nicht-verzeihen-können« mit der Entstehung von Krankheiten in Zusammenhang steht. Die permanente Unterdrückung von Gefühlen ist ein Risikofaktor und Krankheitsherd. Verschluckte Tränen sind eine Belastung für die Seele, die irgendwann durch körperliche Anzeichen sichtbar werden. Lang anhaltende Wut und Groll machen krank, schwächen unser Immunsystem und können sich auf jedes einzelne Organ negativ auswirken. Wir alle wurden schon einmal verletzt, verlassen, ausgenutzt, hintergangen oder betrogen. Dieser erlebte Schmerz steckt wie ein Messer in unserer Brust und will einfach nicht weggehen. Immer wieder, wie ein Automatismus, kommt der Schmerz hoch, und wir fühlen uns wie an diesem Tag, zu dieser Zeit, als das traumatische Erlebnis geschah. Wir bleiben in der Verbitterung stecken, sind zornig, traurig und klagen oft jahrelang an, ohne dass sich an der Situation etwas ändern würde. Unser Seelengefängnis bauen wir uns selbst durch unsere bewusste Entscheidung, nicht verzeihen zu können oder zu wollen. Die Schuld haben immer die anderen!

Der einzige Weg, unseren Seelenfrieden wiederzuerlangen, ist, zu verzeihen. Natürlich ist Verzeihen keine einfache Angelegenheit. Echtes Verzeihen bedeutet, Seele und Körper von negativer Energie zu befreien. Das heißt nicht, dass Sie das Verhalten der anderen einfach entschuldigen müssen. Sie wollen vergeben, um sich von der Vergangenheit zu befreien. Das kann auch bedeuten, sich selbst etwas zu vergeben. Wenn Sie sich selbst vergeben, können Sie auch anderen verzeihen. Leichten Herzens zu verzeihen ist ein Gewinn für Ihre Gesundheit und ein großer Schritt in eine glücklichere und gelassenere Zukunft.

Das Verzeihen muss geübt werden. Natürlich fällt uns Verzeihen leichter, wenn sich der Kontrahent entschuldigt. Dies ist aber oft nicht der Fall.

Übung zum Verzeihen:

- Wo stehen Sie? Überlegen Sie sich, ob Sie selbst das Opfer sind, ob Sie sich geschädigt fühlen? Wollen Sie in die Welt hinausschreien, was Ihnen angetan wurde? Die Opferrolle ist eine sehr schwache Position, aus der Sie sich unbedingt befreien müssen. Sie wollen nicht länger das Opfer sein. Schreiben Sie sich das auf: Sie sind ein »Macher«, kein Opfer! Sie sind sich Ihres Selbstwertes bewusst. Dafür sind Sie selbst verantwortlich. Versuchen Sie, die Situation einmal neutral und wertfrei zu betrachten. Vergangenes ist bereits vergangen. Alles ist, wie es ist, alles hat seinen Sinn.
- Was fühlen Sie? Definieren Sie Ihre Gefühle genau. Gerne laufen wir vor unseren Gefühlen und Emotionen davon oder schie-

ben sie jahrelang von uns weg. Es lohnt sich, einmal genauer hinzuschauen und aufzuschreiben, was diese negativen Erinnerungen in unserem Körper auslösen. Natürlich könnte ein persönliches Gespräch mit dem »Verursacher« hilfreich sein, oft ist die Situation aber zu verfahren und dies nicht (mehr) möglich. Haben Sie aufgeschrieben: Sie fühlen sich klein? Dann üben Sie ab heute, sich groß zu fühlen. Visualisieren Sie sich selbst, wie Sie schon immer sein wollten, selbstbewusst, souverän usw.

- Haben Sie aufgeschrieben: Sie sind traurig im Herzen? Dann schicken Sie sofort in Gedanken Freude und Liebe dorthin und spüren intensiv diese positiven Gefühle. Im Grunde sind Wut und Zorn eine unerfüllte Sehnsucht von etwas, das uns verwehrt geblieben ist. Wenn Sie das erkennen und sich selbst lieben und annehmen so, wie Sie sind, kann nichts und niemand Sie mehr verletzen. Schreiben Sie auf: Ich bin der wichtigste Mensch in meinem Leben!

Das Ritual: Nun haben Sie sich bewusst gemacht, dass Ihr Groll nur Ihnen schadet und kein bisschen nützt. Jetzt wollen Sie allen alten Ballast loswerden und beginnen zu verzeihen, um frei und wieder froh zu werden. Schreiben Sie sich alles komplett von der Seele. Alle Ihre Verletzungen, Ihre Gefühle, Ihre lange Zeit verschluckten Tränen – bringen Sie alles zu Papier. Dieses Papier können Sie in einem schönen kleinen Ritual verbrennen oder in der Erde vergraben und somit all Ihre negativen Gefühle loslassen und abgeben. Sie können dabei einen Heilsatz sagen wie: »Ich lasse nun alles Vergangene hinter mir und starte jetzt in eine glückliche, freie Zukunft.«

Dann setzen Sie sich noch einmal hin und schreiben all Ihre Wünsche und künftigen Ziele auf. Alle Ideen und Vorstellungen sind positiv formuliert und nur auf Sie und Ihre Zukunft ausgerichtet, nicht auf einen anderen Menschen. Nur Sie selbst sind für Ihre glückliche Zukunft verantwortlich. Diesen Brief an sich selbst geben Sie nicht her, Sie verwahren ihn in Ihrer Brieftasche, in Ihrer Wäsche oder im Handschuhfach im Auto. Diese Zeilen werden Realität, daran glauben Sie von ganzem Herzen.

Visualisierung

Jede bildhafte Vorstellung, die uns erfüllt, hat das Bestreben, sich zu verwirklichen. Versuchen Sie einmal, sich hinzusetzen und fünf Minuten lang nicht zu bewegen. Wenn Sie das geschafft haben, dann versuchen Sie, minutenlang an nichts zu denken. Sie können sich gedanklich an einem positiven Hilfssatz (Affirmation) festhalten, jedoch sollten die Gedanken nicht weiter ausschweifen. Das ist eine wichtige Hürde, die Sie nehmen müssen, um den Geist zu kontrollieren.

Wenn das geschafft ist, rufen Sie sich ganz intensiv positive Bilder ins Gedächtnis, die Sie schon einmal erlebt haben. Das können Bilder von einem Urlaub sein oder einer schönen Situation, an die Sie gerne denken. Wenn Sie positiv eingestimmt sind, dann kommt der Kern, der Grund Ihrer Visualisierung. Nun denken Sie an das, was Sie sich am allermeisten wünschen. In unserem Fall ist das vermutlich Stille und Ruhe im Kopf. Stellen Sie sich ganz ausführlich vor, wie es wäre, wenn ... wie sich die Stille »anhören« würde. Das kann ein Bild im Wald sein, das Rascheln von Blättern, Vogelgezwitscher.

Regeln für das Visualisieren:

- Sie visualisieren einfache Bilder (immer wieder die gleichen/das gleiche)
- Sie fühlen dabei die Bilder ganz intensiv (Glücksgefühl)
- Sie wiederholen die Bilder beständig, immer und immer wieder
- Sie lassen die Bilder im Kopf so intensiv und farbig entstehen wie nur möglich
- Sie denken immer wieder daran und fühlen, was Sie denken.

Beim Visualisieren kommen Sie automatisch in die Ruhe, die Atmung wird tiefer, Sie entspannen sich. Wenn Ihre Gedanken auf Reisen gehen, holen Sie sie mit der Atmung zurück, der Atem ist immer da. Je stärker Sie fühlen, umso eher bleiben Sie konzentriert. Umso stärker Ihr Wunschziel mit Ihren Vorstellungen und Gefühlen verknüpft ist, umso stärker ist der Motor, dass das Gewünschte zur Realität wird. Halten Sie Augen und Ohren offen! Vielleicht lernen Sie in den kommenden Wochen jemanden kennen, der Ihnen den entscheidenden Hinweis für einen Arzt oder eine weitere Behandlungsmöglichkeit gibt. Alles ist möglich, bleiben Sie geduldig. Ihre Bewusstseinshaltung ist: »Alles geschieht zur rechten Zeit.« Sie glauben fest daran und haben Vertrauen.

Nach der Visualisierung ist es ganz wichtig, sich wieder zu erden und sich mit dem »Hier und Jetzt« zu verbinden. Das können Sie tun, indem Sie den Stuhl fühlen, auf dem Sie sitzen, oder den Boden unter Ihren Füßen wahrnehmen. Sie können auch mit den Händen den Boden berühren, es ist wichtig, wieder ganz in der Realität anzukommen.

Jetzt sind Sie an dem Punkt angekommen, das zu erreichen, was Sie sich wünschen. Sie haben nun die Werkzeuge dazu, den Willen und das Ziel. Fixieren Sie das schriftlich und treffen Sie eine Vereinbarung mit sich selbst.

»Ein Mensch, der sich ernsthaft ein klar formuliertes Ziel gesetzt hat, wird es auch erreichen.«

BENJAMIN DISRAELI, 1. EARL OF BEACONSFIELD,
BRITISCHER STAATSMANN UND SCHRIFTSTELLER, 1804–1881

PERSÖNLICHE VEREINBARUNG

Hiermit vereinbare ich mit mir selbst, ab heute mein Leben auf Dich, Tinnitus, so einzustellen, dass Du fortan nicht mehr in meinem Kopf lärmen musst.

Ich werde nach Kräften mein Leben so verändern, dass Du nicht mehr benötigt wirst.

Nun weiß ich, dass ich mich nicht länger vor Dir fürchten muss. Du bist keine unheilbringende Krankheit, Du bist lediglich ein Symptom. Ich werde fortan nicht mehr von Dir beherrscht, von nun an kontrolliere ich Dich! Du bist als Warnsignal in mein Leben gekommen, ich habe verstanden. Danke, nun darfst Du wieder gehen.

Du bist in Frieden entlassen. Ich werde dafür sorgen, dass Du nie wieder zu mir zurückkommen musst.

Heute ist der: ______________________________ (Datum)
und bis zum: ______________________________ (Datum)
wirst Du in den Hintergrund treten und für mich nicht mehr hörbar sein. So sei es!

Gezeichnet: ____
(Unterschrift)

ANHANG

Tinnitusgenesungs-Formel

Selbstheilung Körper + Selbstheilung Geist = Hilfe zur Selbstregulierung x Behandlungsmethoden = Ruhe im Kopf

Heilungsweg/Gesundheitsplan

Sie beginnen mit einem Gesundheitscheck beim Allgemeinmediziner. Bluttests geben Ihren Versorgungshaushalt wieder und decken Notstände auf, z. B. Leaky-Gut-Syndrom, Entzündungs- oder Stresswert, Eisen- oder Kaliummangel usw.

- bei unklarer Diagnose die Tinnitusursache im Ausschlussverfahren suchen
- Fachärzte aufsuchen, z. B. Orthopäde, Neurologe, Zahnarzt mit CMD-Weiterbildung
- dem Körper genügend Wasser zuführen, mindestens zwei Liter täglich, und beginnen zu entgiften, z. B. durch Fasten, Detox-Programm (Arzt, Fitnessstudio). Denken Sie auch an eine Amalgamausleitung.
- Ernährung umstellen auf vitalstoffreiche, basische Ernährung und Nahrungsergänzungsmittel einnehmen, z. B. Q10, Serotonin, Vitamin B, C, D, Zink, Magnesium, Mineralien
- Darmpflege betreiben: Colon-Hydro-Therapie, Heilerde, etc.
- Therapietermine wahrnehmen, z. B. Akupunktur, Osteopathie
- Lebensumstände überprüfen: Schlaf/-Sitzposition, Kopfkissen überprüfen – verbessern
- Körpertraining und Tinnitusübungen durchführen, besonders wichtig: Gehör trainieren

- Innere Einstellung aktivieren und fest an Heilung glauben
- Tinnitustagebuch anlegen
- Eventuell Geräte anschaffen, Massagegerät, Bonger und dergleichen.

Tägliche Routine

Stellen Sie Ihr Leben jetzt auf den Tinnitus ein, strukturieren Sie Ihren Tag und bleiben Sie am Ball:

- Morgens noch im Bett liegend begrüßen Sie den Tag und starten mit einem Löffel Kokosöl und ziehen zwei bis drei Minuten Öl. Währenddessen haben Sie Zeit, Ihre Ohren zu massieren und kleine Verspannungen, die meistens im Nacken-Schultergürtelbereich liegen, zu orten und zu bearbeiten. Am besten mit einem durchblutungsfördernden Mittel, z. B. Franzbranntwein. Sie nehmen ein gutes, gesundes Frühstück zu sich und ergänzen eventuell mit einem Präparat, z. B. Magnesium.
- Bereiten Sie in einer Thermoskanne Ingwerwasser mit Zitrone und einen Smoothie für den Tag zu.
- Zu Hause laufen Sie barfuß, Sie ziehen erst Schuhe an, wenn Sie das Haus verlassen. Wenn es möglich ist und Sie am Schreibtisch sitzen, massieren Sie während des Arbeitens Ihre Fußsohlen mit einem Massageball.
- Während des Vormittags trinken Sie Ihren frischen Ingwer-Zitronen-Tee.
- Mittags essen Sie ein gesundes Mittagessen und achten besonders auf die Zufuhr von gesunden Ölen und Fetten wie z. B. Omega-3-Fettsäuren.
- Wenn zwischendurch Zeit ist, machen Sie die Übungen, die Sie sich ausgesucht haben, z. B. für den Kiefer, und immer wieder Akupressur. Sie klopfen Ihre Thymusdrüse immer, wenn Sie daran denken.

- Wann immer es Ihnen in den Sinn kommt, legen Sie den Fokus auf vorhandene Verspannungen, machen kurze Lockerungsübungen, mobilisieren den Kopf durch Drehen und Nicken und massieren den Oberkopf und die Ohren (irgendwann geht das ganz automatisch)
- Sie überprüfen immer wieder Ihre Haltung. Stehen/sitzen Sie gerade? Arbeiten Sie am Computer mit dem Kopf zu weit nach vorne gebeugt?
- Sie gehen nach Möglichkeit zweimal wöchentlich ins Fitnessstudio
- Sie gehen einmal im Monat zum Osteopathen
- Sie gehen nach Notwendigkeit zur Massage, wenigstens aber einmal im Monat
- Wenn Sie das Haus verlassen, haben Sie immer eine Flasche Wasser bei sich
- Beim Autofahren, in der Bahn oder wenn Sie irgendwo warten müssen, machen Sie Visualisierungs- und Atemübungen
- Sie lassen sich nicht stressen, Sie wissen: »In der Ruhe liegt die Kraft.« Sollten Sie doch einmal hektisch werden oder aus »Ihrer Mitte rutschen«, dann klopfen Sie Ihre Thymusdrüse und den Gamut-Punkt
- Am Nachmittag trinken Sie frisch gepresste Säfte und spätestens jetzt Ihren Smoothie. Als Snack gibt es Nüsse oder Rohkost. Wenn Sie ein Heißhunger auf Süßes überkommt, essen Sie einige Stücke dunkle Schokolade mit ca. 80 Prozent Kakaoanteil
- Sie lächeln und summen, sooft Sie können
- Sie erlauben sich nur positive Gedanken und halten Negatives weitgehend von sich fern
- Am Abend essen Sie ein leichtes Abendessen, getrunken wird nach dem Abendessen nicht mehr viel (wenn Sie gefährdet sind, wegen Harndrangs zu erwachen)
- Sie schauen maximal einen Film am Abend, der Sie wirklich

interessiert, beim Fernsehen massieren Sie ausgiebig Ihre Füße und Zehen. Ansonsten konsumieren Sie so wenig wie möglich TV und legen sich lieber in die Badewanne zur Entspannung oder bereiten sich auf den kommenden Tag vor

- Im Bett legen Sie Ihre Massagemanschette für Nacken und Schultern an und lassen sich, während Sie noch eine interessante Lektüre lesen, massieren
- Wenn das Licht aus ist, verabschieden Sie den Tag, beten evtl. und machen Ihre Visualisierungsübungen, dabei schlafen Sie schnell ein
- Sollten Sie in der Nacht doch einmal aufwachen und nicht gleich wieder einschlafen können, hören Sie sich autogenes Training zum Einschlafen an, das haben Sie schon neben dem Bett parat, damit Sie nicht extra aufstehen müssen.

In der Not

Wenn Sie in einem grauenvollen Tief stecken und über Suizid nachdenken und/oder so gereizt sind, dass Sie und Ihre Lieben Ihren Alltag kaum mehr zusammen bewältigen können, dann gehen Sie zum Arzt und lassen sich ein starkes Medikament verordnen, damit Ihr System erst einmal herunterfahren kann und sich die Situation entspannt.

Wenn Sie das Geräusch übermannt, dann verharren Sie keinesfalls im Martyrium, sondern werden aktiv:

- gehen Sie hinaus an die frische Luft, bei jedem Wetter
- summen Sie und laufen barfuß
- setzen Sie sich ins Auto und fahren bei leicht geöffnetem Fenster (Fenster auf der Seite Ihres Tinnitus öffnen)
- hören Sie Musik (nur im Notfall über Kopfhörer, da nicht gut für Ihren Tinnitus)
- hören Sie sich eine Entspannungs-CD an, im besten Falle schlafen Sie dabei ein
- nehmen Sie ein homöopathisches Präparat ein
- nehmen Sie eine hohe Dosis Magnesium ein
- nehmen Sie ein Bad oder eine Dusche
- gehen Sie ins Schwimmbad
- gehen Sie in den Supermarkt
- rufen Sie jemand an
- begeben Sie sich in Gesellschaft, verabreden sich mit Freunden. Mit einem Wort: Versuchen Sie, sich abzulenken!

Zehn Dos und Don’ts bei Tinnitus

Dos

1. Auf Heilung fokussieren, Genesungsweg starten und Hilfe von außen (Arzt usw.) holen
2. Körper hydrieren, viel Wasser trinken
3. Ausgewogene Ernährung, wichtig sind wertvolle Öle, Nahrungsergänzungsmittel einnehmen
4. Gehirn und Gehör trainieren
5. Regelmäßig relaxen und genügend schlafen
6. Gehör immer schützen und Ohren warm halten
7. Sport & Bewegung in den Alltag integrieren
8. Ohrmassagen und Akupressur durchführen
9. Ärger managen, ganz gelassen bleiben
10. Nein sagen lernen, aktiv werden und regelmäßig unter Menschen gehen.

Don’ts

1. Unausgewogene Ernährung mit zu viel Kohlehydraten und Fast Food
2. Körper mit Softdrinks und Übermaß an Alkohol belasten
3. Lärmbelastung generell
4. Laute Musik hören, besonders nicht über Kopfhörer und In-Ear-Plugs
5. Reizüberflutung durch Neue Medien, TV und Telefon
6. Permanente Überlastung und Überbeanspruchung
7. Meridiane an den Leitbahnen durch Piercings unterbrechen
8. Zu wenig schlafen, schlechte Liegeposition
9. Falsche Sitzposition am Arbeitsplatz, Kopfhaltung
10. Seelenballast festhalten.

Weitere mögliche Therapien

Die folgenden Therapien habe ich nicht selbst ausprobiert, kann Ihnen also meine Erfahrungen dazu nicht mitteilen. Dennoch möchte ich sie vorstellen:

Akustische Neuromodulation

Bei dieser Therapie wird zuerst ein akustisches Tinnitusprofil erstellt, um dann mittels Computer einen sogenannten Anti-Tinnituston auf die Frequenz des Patienten einzustellen. Mittels eines tragbaren Stimulators (ähnlich einem MP3-Player) hört der Patient den Antiton vier bis sechs Stunden täglich. Dies soll den eigentlichen Tinnituston im Gehirn löschen.

Diese Therapieform ist nur möglich bei einem tonalen Tinnitus. Das Patientenset der Firma Neurotherapies Reset GmbH in Jülich kostet 2.685 €, die gesetzliche Krankenkasse zahlt nichts dazu.

Biofeedback/Neurofeedback

Biofeedback ist der allgemeine Begriff, körpereigene innere Regulationsvorgänge wahrnehmbar zu machen (altgriechisch Bios = »Leben«, und Feedback, englisch = »Rückmeldung«). In der Medizin werden Herzfrequenz, Blutdruck, Hautwiderstand, Körpertemperatur und Muskelspannung mit Sensoren auf der Haut gemessen und mittels elektronischen Hilfsmitteln sichtbar und hörbar gemacht.

Neurofeedback ist Gehirnwellentraining zur Optimierung der Gehirnfunktion. Bei dieser Therapieform lernt man mithilfe eines Gerätes, sein Gehirn zu beeinflussen und den Gemütszustand zu verbessern. Der Patient lernt, die allgemeine Anspannung im Körper willentlich durch Muskelkontrolle zu reduzieren, und sieht den Erfolg bzw. die Veränderungen auf einem Monitor. Dieser macht die Denkleistung dann sichtbar.

Ähnlich wie beim EEG (Elektroenzephalogramm) werden Elektroden am Kopf befestigt, zusätzlich wird die Hautleitfähigkeit an den Fingern gemessen, welche Auskunft über die gedankliche Anspannung gibt. Diese Therapieform ist besonders für Menschen empfehlenswert, die Schwierigkeiten haben, Ihren Körper zu spüren und zu entspannen. Unter Anweisung des Therapeuten lernt der Patient, seine Anspannung geistig und muskulär zu lösen, der Stresspegel sinkt. Neurofeedback wird von Ärzten, Psychotherapeuten, Heilpraktikern und auch bei manchen Ergotherapeuten angeboten. Die gesetzliche Krankenkasse übernimmt die Kosten in Einzelfällen auf Antrag mit ärztlichem Rezept.

Neurostimulator

Durch Neurostimulation wird versucht, im Gehirn den krankhaften Gleichtakt der Sinneszellen aufzulösen. Zuerst werden der Tinnituston bestimmt und die Frequenz vermessen. Mittels Computer werden dann Tinnitustöne berechnet, die nahe am Tinnituston des Patienten liegen, allerdings zwei Töne darüber oder darunter. Diese Tonfolge wird in einen Neurostimulator einprogrammiert. Das ist ein kleines Gerät, das der Patient mehrere Stunden am Tag bei sich trägt. Durch das Hören der Töne des Neurostimulators werden die Zellen, die das Tinnitusgeräusch produzieren, aus dem Rhythmus gebracht. Diese Methode funktioniert nur bei Patienten, die einen Einzelton hören. Die Behandlung wird nicht von der Krankenkasse bezuschusst, man muss mit 3.000 € Eigenbeteiligung rechnen.

Neuro-Musiktherapie

Diese Musiktherapie bietet das Deutsche Zentrum für Musiktherapieforschung in Heidelberg an. In ca. zehn Sitzungen kreativer Musiktherapie soll eine Umprogrammierung des Gehirns mit Musik erfolgen. Hierbei muss die Tinnitusfrequenz (ähnlich wie bei Tinnitracks in Hamburg) ziemlich genau getroffen werden.

Das Gehirn organisiert sich durch die »ähnlichen Töne« neu, wie zu Beginn der Erkrankung. Laut der Veröffentlichung der neuesten Studien ergab die Therapie eine Verbesserung des Tinnitus bei 80 % der Patienten. In vielen Fällen sei es gelungen, die Frequenz der Geräusche zu verändern. Kosten: ca. 1.500 €.

Masker/Noiser

Masker oder Noiser sind kleine Geräte, die wie ein Hörgerät getragen werden und Naturklänge oder ein Rauschen abspielen. Diese Therapieform überdeckt das Tinnitusgeräusch ganz oder teilweise, dadurch wird eine sofortige Entspannung und Linderung erreicht. Das Gehirn soll sich an gleichbleibende, unbedeutende Reize gewöhnen und diese aus der bewussten Wahrnehmung ausblenden. Mit einem Rezept eines HNO-Arztes übernimmt die gesetzliche Krankenkasse einen Pauschalbetrag, der zwischen 500–700 € liegt, einfache Geräte gibt es bereits für diesen Betrag.

Softlasertherapie

Mit dem Softlaser werden hohe Energiemengen an den Ort der Erkrankung gebracht. Der Laser soll eine schmerzstillende, entzündungshemmende sowie abschwellende Wirkung haben und den Zellstoffwechsel anregen. Er kommt nicht nur bei Tinnitus zum Einsatz, sondern auch bei anderen akuten und chronischen Erkrankungen. Eine Studie von Dr. Tauber und Dr. Beyer des Laser-Forschungslabors aus dem Klinikum Großhadern hat belegt, dass das Laserlicht zu einer signifikanten Verbesserung des Tinnitus bei den Betroffenen geführt hat.

Allerdings habe ich mit der HNO-Abteilung des Klinikums Großhadern München telefoniert, und man gab mir zur Auskunft, dass diese Studie schon mehr als ein Jahrzehnt zurückliege und keine signifikanten Ergebnisse dabei erzielt wurden. Das Klinikum biete somit auch keine Softlasertherapie mehr an. Die gesetzlichen Kassen bezahlen diese Therapie nicht.

Störfeldbehandlung

Naturheilkundlich arbeitende Zahnärzte gehen davon aus, dass wurzelbehandelte und somit tote Zähne im Mund den Energiefluss im Körper stören und Störfelder produzieren, die die unterschiedlichsten Krankheitssymptome zeigen, so auch Tinnitus. Bei der Störfeldbeseitigung wird unter örtlicher Betäubung ein minimales Loch oberhalb des betroffenen Zahnes in das Zahnfleisch gefräst und das entzündete Gewebe herausgespült und abgesaugt. Dies ist keine kassenärztliche Leistung, pro betroffenem Zahn müssen Sie mit ca. 180 € rechnen.

Tinnitracks/Tailor Made Notched Musik Training (TMNMT)

Mit Tinnitracks wird Ihre eigene ausgewählte Musik zur Tinnitustherapie auf Ihrem Smartphone mit einer App aufbereitet. Nach der Bestimmung Ihrer Tinnitusfrequenz wird Ihre Musik therapiegerecht gefiltert, analysiert und optimiert. Die Überaktivität der Nervenzellen im Hörzentrum des Gehirns soll durch die gefilterte Musik so beruhigt werden, dass eine nachhaltige Linderung des Tinnitus eintreten soll. Über einen Zeitraum von zwölf Monaten wird die Musik täglich für 90 Minuten angehört. Diese Therapie ist nur für den tonalen Tinnitus geeignet. Die Techniker Krankenkasse übernimmt die Kosten für diese App, Sie müssen in Hamburg einen an das Therapieprogramm angeschlossenen HNO-Arzt aufsuchen und sich ein Rezept ausstellen lassen. Eine Ausweitung auf das gesamte Bundesgebiet ist geplant.

Tinnituspflaster

In Schweden wurde dieses Tinnituspflaster mit dem Namen »Antinitus« nach zehnjähriger intensiver Forschung auf den Markt gebracht. Das Pflaster ist in der EU zugelassen, allerdings sind in Deutschland noch keine tragfähigen klinischen Studien bekannt. Es wird hinter dem Ohr angebracht und 21 Tage lang getragen. Es soll in der Lage sein, das auditorische Nervensystem zu modifizieren. Die Ergebnisse der Studien sind sehr vielversprechend, von einer Reduktion der Geräusche von 50 bis 90 % wird gesprochen. Die Wirksamkeit wird im Netz kontrovers diskutiert. Das Pflaster kann auf www.antinitus.com bestellt werden, kostet derzeit als Einführungsangebot 69 € und wird frei Haus verschickt.

Tinnitusspray aus den USA

Das Spray vereint einige der hier im Buch empfohlenen homöopathischen Wirkstoffe. Es besteht aus Arnica, Chininum sulfuricum, Ferrum metallicum, Kalium phosphoricum, Natrium sulfuricum, Pulsatilla, Silicea, Thiosinaminum, Alkohol und Wasser. Der Preis liegt bei 38,95 € und ist über Natural Labs Naturkosmetik und Nahrungsmittel über das Internet bei www.naturallabs.de zu beziehen.

Transkaniale Magnetstimulation

Bei dieser Magnetstimulation werden bestimmte Bereiche des Gehirns mit starken Magnetfeldern stimuliert, was sich auf die Leitung der Nervenzellen auswirkt. Die übersteigerte Aktivität der für das Hören zuständigen Gehirnregion beruhigt sich, der Tinnitus soll abgeschwächt werden. Die Magnetstimulation wird auch bei Depressionen eingesetzt, es gibt einige positive Erfahrungsberichte im Internet zu lesen. Die Studien sind derzeit noch nicht abgeschlossen. Die Kosten werden von der gesetzlichen Krankenkasse nicht übernommen.

Weltweit leiden eine Milliarde Menschen an Tinnitus. Welche Heilmittel uns in den kommenden Jahren erreichen und welche sich durchsetzen werden, wird sich zeigen. Zum Glück gibt es viele verschiedene Ansätze aus den unterschiedlichsten Ländern.

Hilfreiche Adressen und Downloads

Hilfe zur Selbsthilfe: Werden Sie Experte und informieren Sie sich, wo Sie nur können, über Tinnitus. Internet, Bücher oder Selbsthilfegruppen im Netz und auch in Ihrer Stadt (nach Postleitzahl suchen) helfen Ihnen dabei immer wieder, neue Impulse zu finden.

Die größte Selbsthilfegruppe in Deutschland ist derzeit:
Deutsche Tinnitus-Liga (DTL) e. V., Postfach 210351, Am Lohsiepen 18, 42353 Wuppertal, Tel. 0202 24652-0, email: dtl@tinnitus-liga.de, www.tinnitus-liga.de

Deutscher Schwerhörigenbund e. V., Bundesverband der Schwerhörigen und Ertaubten, Sophie-Charlotten-Str. 23A, 14059 Berlin, Tel. 030 326023-74, www.schwerhoerigen-netz.de

Tinnitus-Beratungszentrum München (TIBEZ), Wagmüllerstraße 21, 80538 München, Tel. 089 21939575, email: info@tibez.de, www.tibez.de

Österreich: Österreichische Tinnitus Liga, Postfach 9, A-8052 Graz, Tel. 0043 (0) 316289130, email: koller@oetl.at, www.oetl.at

Schweiz: Schweizerische Tinnitus-Liga, Bombachhalde 28, CH-8049 Zürich, Tel. 0041 (0) 438184667, email: info@tinnitus-liga.ch, www.tinnitus-liga.ch

www.krisendienst-psychiatrie.de, Tel. 0180 6553000 (Notfallnummer, gebührenpflichtig).

Neurotherapies Reset GmbH, Karl-Heinz-Beckurts-Str. 13, 52428 Jülich, Tel. 02461 703228-0, info@neurotr.com (Gerät für Akustische Neuromodulation)

Sanapur Tinnitus Kissen, SANAPUR International GmbH & Co. KG, Hommeswiese 82, 57258 Freudenberg, Tel. 02734 578-110, email: info@sanapur.de, www.sanapur.de

Tinnitracks, Sonormed GmbH, Neuer Kamp 30, 20357 Hamburg, Tel. 040 609451-160, email: service@tinnitracks.com, www.tinnitracks.com

Podcasts für ein besseres Lebens- und Körpergefühl

Laila Santini auf www.youtube.de und www-laila-santini.com
Eric Franklin auf www.youtube.de und www.franklin-methode.ch

Infoseiten im Internet

www.tinnitusbehandlunglernen.de
www.zentrum-der-gesundheit.de/tinnitus

Für weitere relevante Webseiten starten Sie z. B. eine Googlesuche mit Stichwörtern Tinnitus -heilung, -Retraining, -Homöopathie, -Hypnose usw.

Kontakt zur Autorin

www.vergissdentinnitus.de
Instagram: Donja Stempfle
YouTube: Donja Stempfle – Vergiss den Tinnitus!

Hilfreiche Bücher

Biesinger, Eberhard, Dr. med.: Tinnitus – Endlich Ruhe im Ohr, Verlag Trias, 2012

Cabot, Sandro Dr.: Das Leber-Reinigungs-Programm, Goldmann Verlag, 2015

Heepen, Günther H.: Schüßler-Salze, Das Basisbuch, Verlag GU, 2013

Holl, Maria: Die Tinnitus-Atemtherapie, Verlag Schlütersche, 2011

Karstädt , Uwe: Entgiften statt vergiften, 2009

Kuklinski, Bodo, Dr., und Schemionek, Anja, Dr.: Schwachstelle Genick, Verlag Aurum, 2006

Loyd, Alex; Johnson, Max: Healing Code: Die 6-Minuten-Heilmethode, Verlag RoRoRo, 2012

Noh, Barbara: Yoga – Mit Kraft und Anmut leben, Verlag Theseus, 2015

Probst, Karl, Dr. med. Dr. habil. : Der natürliche Weg zu Heilung und Gesundheit, Verlag Telomit GmbH, 2. Auflage 2017

Treutwein, Norbert: Übersäuerung – Krank ohne Grund, Verlag Südwest, 2016

Veltheim, John: Das Body Talk System, Heilung durch die innere Weisheit unseres Körpers, Verlag Lüchow, 2010

Danksagung

Und nun sind wir am Ende des Buches angelangt. Alles, was ich mit den Jahren über Tinnitus gelernt habe, wissen Sie nun auch. Nun liegt es an Ihnen, Ihre eigene Zukunft zu formen. Sie wissen jetzt: Tinnitus ist heilbar. Sie wissen auch, dass da draußen Menschen sind, die uns immer wieder ein Stück weiterhelfen, Sie müssen nur danach suchen.

»Alles ist gut so, wie es ist«, ich möchte die Zeit nicht zurückdrehen und auf »vor Tinnitus« stellen. Ich bin mit meiner Erkrankung gewachsen, habe gelernt, für mich einzustehen und mich um mich zu kümmern. Mein Leben ist heute ruhiger, intensiver und gesünder! Ich bin dankbar für den Fingerzeig und dankbar für alle Veränderungen.

Herzlichen Dank für Ihr Vertrauen, Ihre Zeit und Ihre Aufmerksamkeit. Es freut mich zutiefst, dass ich Ihnen (hoffentlich) ein Wegzeiger, Wegbereiter war. Bleiben Sie stark, bleiben Sie auf Ihrem Weg, immer weiter, Ihr Ziel fest im Auge. Achten Sie gut auf sich. Ich weiß, dass auch Sie es schaffen können, also: »Auf geht's«!

GEBEN SIE NIE AUF!

Ich bedanke mich von Herzen bei allen energetischen und irdischen Wegbegleitern. Danke für den Schutz und die Führung. Ich bin so leichten Herzens, da ich weiß, dass mir immer eine helfende Hand gereicht wurde und werden wird. Mein Dasein erfüllt sich, ich bin auf dem richtigen Weg, das ist ein unbeschreiblich gutes Gefühl. Lieben Dank an Ali, die mir in einer Phase, in der es mir besonders schlecht ging, immer wieder den Rücken freigehalten und mich stets bestärkt hat, weiterzumachen. Dank an meine Osteopathin Anja Trietz, dass ich auch immer wieder sonntags »mit dem Kopf unterm Arm« zum Einrichten kommen durfte. Ich bedanke mich bei meinen zwei Lieblingscousinen Micha und Moni für das Korrekturlesen und die vielen positiven Inputs. Besonders bedanke ich mich bei meinem Literaturagenten Dr. Martin Brinkmann. Er hat von Anfang an mein Buch geglaubt, 1.000 Dank!

Ihre Donja Stempfle

Wichtiger Hinweis: Alle Angaben in diesem Buch wurden sorgfältig geprüft und basieren zum großen Teil auf meinen eigenen, persönlichen Erfahrungen. Ich kann für die Vollständigkeit und Richtigkeit aus rechtlichen Gründen keinerlei Gewähr übernehmen. Alle zur Verfügung gestellten Texte dienen ausschließlich der Information, sie stellen keine Bewerbung der erwähnten Behandlungsmethoden oder Medikamente dar. Das Buch ersetzt keinen Arztbesuch. Jede Leserin, jeder Leser ist für sein eigenes Tun und Lassen weiterhin selbst verantwortlich.

INDEX